卫生职业教育"十三五"规划教材

Experimental Guidance of Pathology and Pathophysiology

病理学与病理生理学实验指导

李忠阳 / 主编

ZHEJIANG UNIVERSITY PRESS
浙江大学出版社

图书在版编目(CIP)数据

病理学与病理生理学实验指导 / 李忠阳主编. —杭州:浙江大学出版社,2020.7(2021.1重印)
ISBN 978-7-308-20277-0

Ⅰ.①病… Ⅱ.①李… Ⅲ.①病理学—实验 ②病理生理学—实验 Ⅳ.①R36-33

中国版本图书馆 CIP 数据核字(2020)第 098151 号

病理学与病理生理学实验指导

主编　李忠阳

策划编辑	阮海潮
责任编辑	阮海潮(1020497465@qq.com)
责任校对	陈静毅　蔡晓欢
封面设计	春天书装
出版发行	浙江大学出版社
	(杭州市天目山路 148 号　邮政编码 310007)
	(网址:http://www.zjupress.com)
排　　版	浙江时代出版服务有限公司
印　　刷	杭州高腾印务有限公司
开　　本	787mm×1092mm　1/16
印　　张	6
插　　页	2
字　　数	157 千
版 印 次	2020 年 7 月第 1 版　2021 年 1 月第 2 次印刷
书　　号	ISBN 978-7-308-20277-0
定　　价	30.00 元

卫生职业教育"十三五"规划教材

《病理学与病理生理学实验指导》
编委会

主　编　李忠阳

副主编　飞志红　杨　斌　鲁　静

编　者　（以姓氏笔画为序）

飞志红（楚雄医药高等专科学校）

代　娇（红河卫生职业学院）

刘加燕（保山中医药高等专科学校）

李忠阳（楚雄医药高等专科学校）

杨　斌（楚雄医药高等专科学校）

杨永华（楚雄医药高等专科学校）

张嘉峻（楚雄医药高等专科学校）

段晓瑜（红河卫生职业学院）

彭晓燕（楚雄医药高等专科学校）

鲁　静（保山中医药高等专科学校）

前　言

国务院正式印发了《国家职业教育改革实施方案》,把职业教育摆在教育改革创新和经济社会发展更加突出的位置。为积极推进高职高专医学课程改革,编写反映新知识、新方法并具有高职教育特点的教材,培养具有一定理论知识的"实用型"技能人才,提高学生综合应用所学知识的能力,加强学生动手、动脑能力,更好地适应工作岗位,本着"学科融合,各具特色"的理念,结合教学大纲、国家职业资格考试大纲的要求,特组织一线教师编写了《病理学与病理生理学实验指导》,与卫生职业教育"十三五"规划教材《病理学与病理生理学》配套使用。

《病理学与病理生理学实验指导》包括形态学实验和机能学实验两部分。实验一至实验十一为形态学实验,主要包括大体标本观察、病理组织切片观察、临床病理讨论等内容。实验十二至实验十七为机能学实验,主要包括动物实验、临床病理讨论等内容。同时,在附录中列举了各器官的观察方法、肿瘤标本的观察方法和实验报告样式。本书精选了原创病理组织学彩图,特别适合学生上实验课时参考使用。本书不仅可满足高职高专各医学专业学生实践教学的需要,也可作为病理医师和专职教师的学习参考书。

本书力求文字简明,深入浅出,通俗易懂,以增加可读性,便于学生自主学习。书中紧紧围绕教学目标,突出培养应用能力的教学定位。实验项目的选择首先保证实验教材的系统性和实用性,同时兼顾不同医学专业实验教学的实际需要。考虑到不同地区和不同实验室条件的差异,实验内容给不同专业和学校的选用留有余地,以增加适用性和灵活性。实验内容丰富而形象,联系有关专业知识和临床实践,以增强学生的学习兴趣和主动性,拓宽学生的知识面,启迪学生的科学思维和创新能力,使学生理论联系实践,加深理解和巩固理论课所学内容。

　　本书在编写过程中,得到了病理学与病理生理学业内专家的指导,参考了有关专著和教材。虽然编委们认真进行了修改和反复讨论,但由于我们的理论水平和编写经验有限,书中难免存在不少错误和缺点,恳请使用本书的师生批评指正。

李忠阳

2020 年 7 月

目　　录

绪　论

一、实验目的

病理学与病理生理学是一门理论性和实践性都很强的学科,因此,实验是病理学与病理生理学教学的重要组成部分。在实验课中,通过大体标本和切片标本的观察、疾病模型的复制以及临床病理讨论,可直观地了解有关病变或疾病的形态结构和功能代谢变化,掌握疾病的发生发展规律,从而更好地理解和掌握病理学与病理生理学基本理论、基本知识和基本技能,培养科学的思维方法,提高基本操作技能和分析问题、解决问题的能力。

二、实验方法

(一)大体标本的观察

大体标本的观察是病理学观察的第一个步骤。通过大体标本的观察,验证理论课内容,并找出典型的病变区域,以便从病变处取材,制作切片,进行显微镜下观察,从形态上完整地观察其病理变化。

1. 观察方法及步骤

首先正确辨认标本是何种组织或器官,如何切法,显示器官的哪一部分,然后观察表面与切面的每个细微变化,有时要借助放大镜来观察。最后根据观察所见,进行分析判断,得出大体标本的病理诊断。

2. 观察内容

(1)首先观察病变部位、范围(弥漫性、局限性)、大小(以体积、面积、重量表示)、数量、颜色和硬度,与周围组织的界限,包膜情况以及切面有无出血、坏死、囊性变等继发改变。

(2)实验所见标本一般用 10％福尔马林液长期固定于玻璃容器内,其大小、颜色与新鲜时有所不同,也无法体会质地,但暴露面一般为典型病变,请仔细观察。

3. 理论联系实际

要把课堂上所学的理论知识与实际标本的观察紧密地结合起来,标本中所见只是病变发展过程中的一个阶段,必须用发展的观点加以分析和理解。

(二)组织切片的观察

观察病理组织切片时,应具有正常组织学知识,才能分清哪些是正常组织,哪些是病变组织,因此,在实验前,一定要复习与实验有关的器官、组织的正常组织学。

1. 观察方法及步骤

(1)应从肉眼观察开始,初步了解整个切片的情况,找到病变部位及分布情况。然后用低倍镜观察整张切片,找出病变区域组织结构的变化,最后用高倍镜观察组织和细胞的微细结构。切不可先用高倍镜观察,因其观察范围小,而且容易损坏切片。

(2)用低倍镜观察是观察病变最重要、最基本的一步,首先根据正常脏器的组织结构特点,确定是什么器官或组织,然后确定病变的部位、结构变化、性质。

(3)高倍镜主要用来观察组织和细胞的微细结构,如区分各种炎细胞,观察肿瘤细胞的异型性、肉芽肿的细胞成分、肺泡腔内渗出物等,进一步确认病变类型和性质。

(4)要以低倍镜为主,高倍镜为辅,由低到高、从粗到细地全面观察,不可孤立地固定观察一个视野。根据病变特征,得出病理诊断。然后用文字或绘图记录下所观察的病变,可以增进理解,巩固记忆。

2.病理诊断

病理诊断的书写格式:组织器官名称+病理变化,如肾贫血性梗死。

3.绘制组织结构图

绘图可以促进同学们细致观察,帮助同学们加深印象,掌握重点,为今后的复习提供参考,也可让教师从图中了解学生观察是否正确,便于及时对其进行帮助和指导。因此,绘图是病理学实验作业的重要组成部分,同学们必须加以重视。具体要求如下:

(1)绘图要选取典型病变部位,一般要求绘制写真图,如实反映镜下所见,重点突出。有时要求在理解的基础上绘制模式图,如各种炎细胞,或将分散的不典型病变进行抽象概括画一张综合图,如肿瘤细胞的异型性,可根据具体情况灵活掌握。

(2)组织结构清楚,细胞比例恰当。

(3)绘图格式统一,使用红蓝彩色铅笔,颜色以粉红色与紫蓝色为佳。

(4)向图右侧画出多条引线,进行标注,注明器官与组织名称。

(三)动物实验

动物实验是病理生理学的主要研究方法之一。通过在动物体内复制类似人类的各种病理过程或疾病模型,从而探讨疾病发生发展过程中功能、代谢情况的动态变化,并在必要时对其进行实验性治疗,探索疗效和作用机制。在进行动物实验前,要熟悉实验方法、步骤及注意事项;实验中要密切观察动物的变化,记录实验数据及结果;实验完毕要书写实验报告。实验报告的内容包括实验题目、实验目的、实验方法、实验结果、讨论和结论等。人与动物既有共同点,又有本质区别。因此,不能将动物实验结果盲目应用于人类,只有把动物实验结果与临床资料相比较,进行综合分析,才能被临床医学借鉴和参考。

(四)临床病理讨论

在病理学与病理生理学实验中,为了帮助同学复习所学理论知识,加深对形态结构和功能代谢的理解,并加强与临床知识的联系,激发学习兴趣,培养学生的独立思考、分析问题和解决问题的能力,实验课中安排部分临床病理讨论(clinical pathological conference,CPC)。本书部分实验后附有若干病例,除供课堂讨论外,其余病例可供同学们在课后讨论。

1.目的

通过分析典型的临床病理、尸检病例,应用所学的病理学与病理生理学知识,在教师指导下进行讨论,达到理论联系实际的目的,加深对所学知识的理解,以培养综合分析问题和解决问题的能力。

2.讨论要求

(1)事先预习　事前应抽出一定时间预习病例,熟悉病例内容并了解讨论要求,温习有关理论知识,讨论起来才能得心应手。

(2)归纳分析　分析病理变化、病理生理学变化的发生发展过程及主要病理变化、病理生理学变化之间的联系,分析病理变化、病理生理学变化与主要临床表现之间的联系。在详细阅读了病例资料后,应首先将有关资料按系统归纳分类,按病程划分阶段,抓住重点病变,明确病变在何系统,进展如何。如患者呼吸系统症状突出,则着重考虑肺部疾病;进一步分析,发现患者右下肺呼吸运动减弱,语颤增强,叩诊浊音,听诊有支气管呼吸音,X线检查见右下肺有大片密度增高阴影,则考虑为肺实变,为大叶性肺炎的表现;病理观察发现右下肺呈灰白色,质实如肝,镜下见肺泡腔内大量纤维素与中性粒细胞渗出,进一步确定为灰色肝样变期。

(3)分清主次　如患者有多个系统的疾病,诊断应分清主次,看哪种为主要疾病和原发疾病,哪种为继发性病变(在主要病变基础上发生,与主要病变有关联),哪种为合并病变(可能为另一种同时存在的疾病,与原发疾病无关)。疾病诊断提倡一元论,即用一种疾病来解释所有表现,但也有些病变的症状、体征与原发疾病确实无关。如一肺癌患者发生肺不张、肺脓肿、血性胸腔积液等,肺癌为原发性和主要疾病,其余为继发性病变;如该患者还有胃慢性溃疡,则为合并或伴发性疾病,与肺癌无关。诊断中应按主次、系统,依次列出所有发现。

(4)鉴别诊断　临床和病理诊断有时并不那么简单,有些较复杂的病例需联系病理与临床、大体与镜下、经过与进展,进行分析与鉴别,以避免误诊。如纤维素性心包炎(绒毛心),可由风湿病、结核病、尿毒症引起,虽然心脏病变相同,但发病背景、临床表现不一样,应参考有关资料予以鉴别。再如尿液改变,脓尿、菌尿提示感染,管型尿提示肾脏病变,而血尿则可由肿瘤、结石、肾炎、肾盂肾炎等引起,病变可发生于肾脏、输尿管或膀胱,需结合多方面资料进行综合分析,比较鉴别。

(5)初步诊断　根据肉眼及镜下所见病理变化、病理生理学变化,结合临床表现,做出主要诊断。如患者已死亡,还应对死因进行分析。对于疾病的诊断,除确定疾病名称外,还应进一步分型分期,即确定疾病的类型、阶段,以提示病变的特征(类型)和进展(分期),如高血压病,患者血压升高,进展缓慢,左心肥大,当属于缓进型(良性)的内脏病变期,此时应注意有无其他内脏病变。

上述方法可归纳为"归系统,抓重点,找联系,看发展,细鉴别,定诊断"以供参考。最后,还要注意听取老师的讲解与分析,以修正和充实自己的认识,积累经验,为以后临床诊断打下基础。

三、注意事项

(1)实验前要复习与本次实验有关的理论知识,预习实验指导,了解实验内容和要求,共同上好实验课,提高教学质量。

(2)实验时严肃认真,在教师指导下,结合实验目的和要求,按实验指导仔细观察标本或操作,课后及时书写实验报告。

（3）爱护并珍惜实验标本、实验器材，如有损坏及时报告指导教师。

（4）示教用切片标本不得擅自移动，以免影响其他同学观察。

（5）课堂讨论要做必要的准备，并敢于陈述意见，注意大体与镜下、病理与临床、形态结构与功能代谢的结合，综合分析，做出正确的疾病诊断。

（6）遵守实验室规则，保持室内安静。实验完毕清点标本或器材等，进行清洁整理工作后方可离开实验室。

四、实验报告

（1）书写实验报告的目的在于培养学生观察、认真分析病变的能力和文字表达能力，加深对重要内容的理解，同时了解学生对病理知识的掌握情况，及时发现和解决教学中存在的问题。

（2）实验报告的形式有描述大体标本、组织切片的病理变化，绘制组织学改变图，回答问题以及写出临床病理讨论的提纲和动物实验报告等。描述病变要求全面准确、突出重点，文字简练、条理清楚。绘图要求准确，能表现出器官组织的特点和病变的重点，并加以文字注释。动物实验报告的内容包括实验题目、实验目的、实验方法、实验结果、讨论和结论等。临床病理讨论的提纲和动物实验报告的书写不仅是一次实验的总结，更重要的是培养和训练学生的逻辑归纳能力、综合分析和文字表达能力，是科学论文写作的基础。参加实验的每位学生均应及时认真地书写实验报告。

五、实验考核

在学生实验过程中或过后，对学生观察大体标本和病理切片、动物实验、临床病理讨论的效果进行考核，计入成绩。

实验一　细胞和组织的适应、损伤与修复

一、实验目的和要求

（1）掌握萎缩、肥大、变性、坏死的类型及形态特点，肉芽组织的形态特点。
（2）观察本次实验的大体标本和病理切片，描述病理变化特征。
（3）通过观察标本和切片所见，分析各病变对机体的影响，学会理论联系实际。
（4）完成临床病理讨论和分析。

二、实验用品

显微镜、大体标本、病理切片（表 1-1）。

表 1-1　实验材料

大体标本	病理切片
肾盂积水（压迫性萎缩）	肾小管上皮细胞水肿
高血压心脏病（心肌肥大）	肝细胞水肿
肝脂肪变性（脂肪肝）	肝脂肪变性
脾贫血性梗死（凝固性坏死）	脾小动脉玻璃样变
细菌性肝脓肿（液化性坏死）	肉芽组织、瘢痕组织
肾结核（干酪样坏死）	
足干性坏疽	

三、复习要求

复习相关组织、器官的正常结构以及已学的本章相关基础理论知识。

四、实验内容

(一)大体标本

1.肾盂积水(压迫性萎缩)

为肾脏纵剖面标本,体积增大,切面见肾盂和肾盏均扩大成囊状,肾实质受压变薄,部分区域肾实质消失,只见包膜。

2.高血压心脏病(心肌肥大)

为心脏纵剖面标本,体积增大,重量增加,左心室心肌代偿性肥大,左心室壁明显增厚,乳头肌、肉柱增粗。

3.肝脂肪变性(脂肪肝)

为肝脏标本,体积增大,包膜紧张,边缘圆钝,色淡黄,质软,触之有油腻感。

4.脾贫血性梗死(凝固性坏死)

为脾脏标本,切面可见一梗死灶,呈灰白色,楔形或扇形,尖端指向脾门,底端指向表面,干燥、质实、边界清楚(边缘可见出血充血带)。

5.细菌性肝脓肿(液化性坏死)

为肝脏标本,切面见有若干个大小不一的空腔,腔内脓液大部分已经流失,仅留少许脓液黏附,周围有纤维组织包裹,边界清楚。

6.肾结核(干酪样坏死)

为肾脏标本,肾肿大,表面变形凹凸不平,呈大小不等结节状,并有黑灰色的充血区。切面肾正常结构几乎全被破坏,形成许多囊腔,腔内为干酪样坏死物,呈灰黄色、质地松脆,似干酪或豆渣样。部分已脱落,并伴有灰白色钙化灶。

7.足干性坏疽

为外科截肢足标本,大片坏疽区域呈黑褐色、干枯、皱缩,与正常组织界限清楚。

(二)病理切片

1.肾小管上皮细胞水肿

(1)低倍　为肾组织,可见肾小球、肾小管及肾髓质等结构。皮质区肾小球旁可见肾近曲小管体积增大,管腔不规则狭窄,腔内可见少量淡粉色液体。

(2)高倍　近曲小管上皮细胞体积增大、肿胀,向管腔突出,管腔不规则狭窄,细胞质内可见大量粉红色的颗粒(电镜下可见肿大的线粒体和扩张的内质网),颗粒细小,大小均匀,弥漫分布,细胞核圆形、蓝色、结构清晰,部分上皮细胞胞质疏松淡染(彩图1)。

(3)诊断要点　近曲小管上皮细胞体积增大、肿胀,上皮细胞胞质内可见大量细小粉红色颗粒。

2.肝细胞水肿

(1)低倍　为肝组织,可见肝小叶及汇管区等结构。肝小叶的肝细胞索增宽,排列紊乱,肝血窦狭窄,可见大量肝细胞的胞质疏松化和气球样变。

(2)高倍　肝细胞明显肿胀增大,胞质疏松、淡染,即胞质疏松化。部分肝细胞肿胀增大更显著,呈圆形,似气球,胞质高度疏松,几乎完全透明呈空泡状,核增大,染色淡,即气球样变。细胞核圆形、蓝色、结构清晰。

(3)诊断要点　肝细胞体积明显增大,部分胞质疏松、淡染,部分明显肿胀,胞质几乎完全透明,似气球。

3.肝脂肪变性

(1)低倍　为肝组织,可见肝小叶及汇管区等结构。肝细胞索排列紊乱,肝血窦扭曲不规则,肝细胞体积增大,细胞质内可见许多大小不等的空泡。

(2)高倍　肝细胞细胞质内可见许多大小不等的空泡,大者充满整个细胞而将细胞核挤至细胞一侧(彩图2)。

(3)诊断要点　肝细胞体积增大,细胞质内可见许多大小不等的空泡。

4.脾小动脉玻璃样变

(1)低倍　为脾组织,可见脾被膜、边缘区、红髓、白髓等结构。脾被膜增厚,脾小梁增粗,脾小体体积缩小,脾窦扩张充血,脾小体中央动脉及小梁内的小动脉壁增厚,红染。

(2)高倍　脾小动脉管壁增厚,管腔狭窄甚至闭塞,在内膜下可见均质红染的梁状或片状物质。

(3)诊断要点　脾小动脉壁增厚,内膜下可见均质红染的梁状或片状物质。

5.肉芽组织、瘢痕组织

(1)肉眼　胃壁黏膜面可见一圆形或椭圆形缺损,即为胃溃疡。

(2)低倍　正常胃组织可见黏膜层、黏膜下层、肌层、浆膜层四层结构。胃黏膜缺损处即为溃疡底部,自上而下分四层,表面有炎性渗出物和坏死组织,第三层为肉芽组织,底部为瘢痕组织。

(3)高倍　肉芽组织由大量新生薄壁的毛细血管以及增生的成纤维细胞构成,并伴有炎细胞浸润。可见大量扩张的毛细血管,与创面垂直生长,近伤口表面处互相吻合成弓状突起。毛细血管之间可见大量成纤维细胞、纤维细胞和少量胶原纤维。成纤维细胞呈梭形,核椭圆形,染色较淡,核仁明显。纤维细胞呈梭形,核较狭长,核深染。其间还伴有多少不等的炎细胞和大量渗出,炎细胞以巨噬细胞为主,伴有中性粒细胞及淋巴细胞。瘢痕组织由大量胶原纤维伴玻璃样变性构成。胶原纤维增粗变宽,呈纵横交错的均质红染状,其间有少量血管和纤维细胞。

(4)诊断要点　肉芽组织由大量毛细血管、成纤维细胞和少量炎细胞构成。瘢痕组织由大量胶原纤维伴玻璃样变性构成。

(三)临床病理讨论

1.用病理学知识分析下列病例

病例一:患者,50岁,右输尿管结石,B超检查发现右肾体积增大,肾实质变薄,内有液平段(说明肾盂有积水)。

病例二:患者,27岁,脊髓灰质炎后遗症,左下肢肌肉麻痹,体积缩小,行走困难,患肢感觉正常。

病例三:患者,65岁,3年前确诊为脑动脉硬化,出现脑供血不足,去年出现记忆力及智力下降,今年上半年出现痴呆,四肢活动尚可。

讨论：

(1)上述三位患者共同的病变是什么？属于何种类型？

(2)上述病变会对机体产生何种影响和结局？

2.病理讨论

病史摘要：患者，女，40岁，1个月前左下肢由于外伤出现长约8cm深达肌肉的伤口，简易包扎止血后未作其他处理。5d后伤口化脓，行开放引流并抗感染治疗半个月后伤口痊愈，留下较大瘢痕。

讨论：

(1)该患者创伤愈合属何种类型？

(2)我们应该从中吸取什么样的教训？

五、作业

(1)观察并描述大体标本形态学变化。

(2)观察并描述病理切片的病变特征，并做出正确病理诊断。

(3)绘出肾小管上皮细胞水肿显微镜下图，并标出肿大的肾小管上皮细胞和细小粉红色颗粒。

(4)完成临床病理讨论分析报告。

实验二 局部血液循环障碍

一、实验目的和要求

(1)掌握肺淤血和肝淤血的病变特点、血栓的类型、梗死的类型和病理变化。
(2)观察本次实验的大体标本和病理切片,描述病理变化特征。
(3)通过观察标本和切片所见,分析各病变对机体的影响,学会理论联系实际。
(4)完成临床病理讨论和分析。

二、实验用品

显微镜、大体标本、病理切片(表 2-1)。

表 2-1 实验材料

大体标本	病理切片
慢性肝淤血	慢性肺淤血
慢性脾淤血	慢性肝淤血
脑出血	混合血栓
风湿性疣状心内膜炎(二尖瓣赘生物)	肾贫血性梗死
下肢小静脉内血栓形成	肺出血性梗死
脾贫血性梗死	
肠出血性梗死	

三、复习要求

复习相关组织、器官的正常结构以及已学的本章相关基础理论知识。

四、实验内容

(一)大体标本

1.慢性肝淤血

为肝脏标本,体积增大,包膜紧张,重量增加,切面可见红(淤血区)黄(肝脂肪变区)相间,状似槟榔切面的条纹,故称槟榔肝。

思考:黄色区域的本质是什么? 与脂肪肝有哪些区别?

2.慢性脾淤血

为脾脏标本,体积增大,包膜增厚,质地变实,切面呈暗红色。

3.脑出血

为大脑冠状切面标本,左侧内囊处见一 3cm×2cm×2cm 大小、黑色血凝块,血凝块周围脑组织水肿,中线偏移,侧脑室受压。

4.风湿性疣状心内膜炎(二尖瓣赘生物)

为心脏纵剖面标本,体积增大,二尖瓣增厚,表面粗糙不光滑,闭锁缘可见一行排列较整齐、灰黄色、细颗粒状赘生物(白色血栓)。

5.下肢小静脉内血栓形成

为一段小静脉标本,管腔内可见长条状、暗红色、固体状填充物,其切面呈灰白色与暗红色层状结构,与小静脉管壁粘连。

6.脾贫血性梗死

为脾脏标本,切面可见一灰白色、边界清楚、呈三角形的梗死灶,尖端指向脾门,底端位于脾脏浆膜面,梗死组织干燥、质地硬、边界清楚(可见充血出血带)。

7.肠出血性梗死

为一段肠管标本,可见部分肠管呈暗红色或黑褐色,肠壁明显增厚,质脆易破裂,与正常肠壁界限不清楚。

(二)病理切片

1.慢性肺淤血

(1)低倍　可见肺泡壁毛细血管扩张充血,肺泡壁变宽,肺泡腔内可见淡红色的液体和多少不等的心力衰竭细胞,肺间质不同程度纤维化。

(2)高倍　肺泡壁毛细血管扩张充血,肺泡腔内大量淡红色浆液积聚使肺泡腔扩大,肺泡腔及肺间质内可见大量心力衰竭细胞,胞质内见大量棕褐色含铁血黄素颗粒。部分肺泡壁纤维组织增生(彩图 3)。

(3)诊断要点　肺泡壁毛细血管扩张、充血,肺泡腔内可见心力衰竭细胞。

思考:肺淤血多见于哪些情况? 什么叫心力衰竭细胞?

2.慢性肝淤血

(1)低倍　可见肝小叶中央静脉及周围肝血窦大片扩张充血,小叶周边肝窦扩张充血不明显(彩图 4),可见肝细胞索。

（2）高倍　可见肝小叶中央静脉及周围肝血窦扩张,充满大量红细胞,该处肝细胞萎缩甚至坏死,肝小叶周边肝细胞脂肪变性,细胞体积增大,细胞质内出现大小不等的脂肪空泡。

（3）诊断要点　肝小叶中央静脉及肝血窦扩张充血,肝细胞萎缩或消失,周边肝细胞脂肪变性。

3.混合血栓

（1）低倍　血管腔内充满灰白色珊瑚状小梁,并与深红色血液凝固层交替排列,部分血栓与血管壁附着,肉芽组织长入血栓内。

（2）高倍　血小板凝集成小梁状,小梁之间充满大量凝固的纤维蛋白和红细胞,小梁边缘可见中性粒细胞。

（3）诊断要点　血小板小梁与小梁间大量凝固的纤维蛋白和红细胞。

4.肾贫血性梗死

（1）低倍　可见肾组织呈凝固性坏死,呈一片正常结构不清、模糊的颗粒状红染物,肾小球、肾小管的轮廓尚保存,与正常肾组织交界区有出血充血带。

（2）高倍　肾小球、肾小管上皮细胞轮廓尚保存,细胞核出现固缩、碎裂、溶解消失。

（3）诊断要点　肾组织呈凝固性坏死,肾小球和肾小管上皮细胞轮廓尚保存,细胞核出现固缩、碎裂、溶解消失,与正常肾组织交界区可见出血充血带。

5.肺出血性梗死

（1）低倍　可见肺组织呈凝固性坏死,呈一片模糊的颗粒状红染物,可见肺泡轮廓,但组织结构不清,肺泡腔、小支气管腔及肺间质充满红细胞。

（2）高倍　梗死区内肺泡壁细胞坏死,细胞核出现固缩、碎裂、溶解消失。肺泡腔、小支气管腔及肺间质充满红细胞。

（3）诊断要点　肺组织呈凝固性坏死,细胞核出现固缩、碎裂、溶解消失,肺泡腔、小支气管腔及肺间质充满红细胞。

（三）临床病理讨论

1.用病理学知识分析下列病例

病例一：患者,男,58 岁。患高血压病 10 余年。近年常有便秘,5d 前去厕所大便时突然昏倒,并伴有大小便失禁,右侧上、下肢瘫痪。

病例二：患者,女,60 岁。5 年前已确认为脑动脉粥样硬化(血管内膜受损),4d 前早晨醒来自觉头昏并发现右侧上、下肢不能自如活动,且病情不断加重,至次日上午出现右侧上、下肢瘫痪。

病例三：患者,女,27 岁。患风湿性心脏病伴亚急性细菌性心内膜炎(左心室有赘生物形成),某日起床下地活动时,突感头昏,当即卧床,2d 后发现右侧上、下肢瘫痪。

讨论：

（1）上述三位患者的共同特点是头昏、昏迷等神经系统症状和右侧上、下肢瘫痪。请结合解剖学知识,考虑上述患者病变发生部位。

（2）结合局部血液循环障碍的学习,进一步考虑上述三位患者的病变性质是否相同。根据已提供的简要病史,初步考虑三位患者的诊断分别是什么,并提出诊断依据。

2.病理讨论

病史摘要：患者，男，43岁，系突然死亡，由法院委托解剖，检查死亡原因。死者生前身体健壮，无任何疾患。9月23日晚饭后曾带其小孩去商场游玩，晚11时回家就寝后，有一姓王者到其家，死者勉强起床一起去一姓马家解决双方意见不合的纠纷，至半夜2时回家，返家后即言不适，并言"他们真是欺侮我"，未提及是否在外饮食及有无受伤，此时患者面色苍白，出冷汗，胸闷不适，在回家一小时后死亡。

尸检摘要：在升主动脉及主动脉弓内膜散见黄白色粥样硬化斑块，左冠状动脉内膜也有黄白色粥样硬化斑块，管腔狭窄，前降支距动脉口2cm处有血栓形成，血栓长1.5cm，左心室轻度扩大，心肌无梗死，肺、肝、脾、肾呈充血状。

病理诊断：冠状动脉(左前降支)粥样硬化及血栓形成，主动脉粥样硬化，左心室扩大，肺、肝、脾、肾淤血。

讨论：该患者如此迅速死亡，你考虑其死亡原因是什么？并提出诊断依据。

五、作业

（1）观察并描述大体标本形态学变化。

（2）观察并描述病理切片的病变特征，做出正确病理诊断。

（3）绘出慢性肺淤血显微镜下图，并标出增厚的肺泡壁、心力衰竭细胞。

（4）完成临床病理讨论分析报告。

实验三 炎 症

一、实验目的和要求

（1）掌握炎症的基本病理改变、病理类型及各类型炎症的病变特点；熟悉炎细胞的种类及其形态特点。

（2）观察本次实验的大体标本和病理切片，描述病理变化特征。

（3）通过观察标本和切片所见，分析各病变对机体的影响，学会理论联系实际。

（4）完成临床病理讨论和分析。

二、实验用品

显微镜、大体标本、病理切片（表 3-1）。

表 3-1 实验材料

大体标本	病理切片
急性重型肝炎（变质性炎）	急性蜂窝织炎性阑尾炎
阿米巴性肝脓肿（变质性炎）	鼻炎性息肉
纤维素性心包炎（纤维素性炎）	肺脓肿
假膜性结肠炎（纤维素性炎）	肺粟粒性结核（结核性肉芽肿）
化脓性阑尾炎（化脓性炎）	
肾脓肿（化脓性炎）	
鼻及宫颈息肉（增生性炎）	
慢性胆囊炎（增生性炎）	

三、复习要求

复习相关组织、器官的正常结构以及已学的本章相关基础理论知识。

四、实验内容

(一)大体标本

1.急性重型肝炎(变质性炎)

为肝脏标本,体积显著缩小,被膜皱缩,质地柔软,切面呈黄色或红褐色,故又称为急性黄色肝萎缩。如肝脏显著充血出血而呈紫红色,则称急性红色肝萎缩。

2.阿米巴性肝脓肿(变质性炎)

为肝脏纵剖面标本,切面见一大的空腔,边缘为黄白色絮状坏死组织,与周围分界不清,无明显纤维包膜形成,空腔上侧壁菲薄。

3.纤维素性心包炎(纤维素性炎)

为心脏标本,心包已剪开,心包表面粗糙,为大量灰黄色纤维素所覆盖,部分区域心包膜增厚,粘连,部分区域表面呈絮状或粗绒毛状,故又称绒毛心。

4.假膜性结肠炎(纤维素性炎)

为一段结肠标本,黏膜表面见一层灰白或灰白色糠皮样膜状物覆盖,为假膜,部分假膜已脱落,形成大小不一形状不规则的小溃疡。

5.化脓性阑尾炎(化脓性炎)

单纯性阑尾炎:切除阑尾标本,阑尾肿胀不明显,表面覆盖少量炎性渗出物。

蜂窝织炎性阑尾炎:切除阑尾标本,阑尾明显肿胀增粗,表面覆盖灰黄色脓性渗出物。

坏疽性阑尾炎:切除阑尾标本,阑尾显著肿胀,表面覆盖大量脓性渗出物,部分呈暗黑色。

6.肾脓肿(化脓性炎)

为一侧肾脏标本,体积肿大,肾表面有散在多发性小脓肿,直径约 0.5cm。

7.鼻及宫颈息肉(增生性炎)

标本为椭圆形肿块,表面光滑,质地软,灰白色,有蒂,长短不一。

8.慢性胆囊炎(增生性炎)

为剖开胆囊标本,胆囊壁增厚,厚薄不一,黏膜皱襞粗糙。慢性胆囊炎多与结石合并存在,互为因果。

(二)病理切片

1.急性蜂窝织炎性阑尾炎

(1)肉眼　可见阑尾的横切面,中间空白区为管腔。

(2)低倍　可见四层结构,黏膜固有层有丰富的淋巴组织为阑尾组织。阑尾管腔充满脓液,黏膜层可有黏膜上皮坏死形成缺损,淋巴滤泡破坏,各层组织明显充血水肿(水肿液被染成浅红色、肌层水肿最便于观察),各层均有大量中性粒细胞浸润,故为蜂窝织炎(彩图5)。

(3)高倍　黏膜下层及肌层充血水肿明显,组织间隙内有大量中性粒细胞浸润。进一步观察中性粒细胞的形态:中等大小,细胞核紫蓝色,分2~3叶,胞质被染成淡红色(彩图6)。

(4)诊断要点　阑尾各层均有大量中性粒细胞浸润伴黏膜上皮坏死,阑尾腔充满脓液。

2.鼻炎性息肉

(1)肉眼　可见一椭圆形红染组织。

(2)低倍　可见椭圆形肿块,表面被覆假复层纤毛柱状上皮,间质充血水肿并伴有腺体、血管和纤维组织增生及大量炎细胞浸润(彩图7)。

(3)高倍　腺管由柱状或立方形上皮围成,数量增多。间质血管及纤维组织增生,伴大量淋巴细胞、浆细胞、单核细胞及少量中性粒细胞浸润。进一步观察各种炎细胞形态(彩图5)。

①淋巴细胞:体积较小,核呈圆形、浓染、胞质极少,整个细胞几乎全为核所占据。

②浆细胞:细胞呈椭圆形,核偏于一侧,核染色质呈车轮状排列,胞质丰富,呈嗜酸性。

③单核细胞:体积较大,胞质丰富,核呈椭圆形或肾形,常偏于细胞一侧,染色质分布均匀,着色较浅。

(4)诊断要点　假复层纤毛柱状上皮、血管及纤维组织增生,间质中有大量淋巴细胞、浆细胞、单核细胞浸润。

3.肺脓肿

(1)肉眼　为一疏松网状组织,见多个小脓肿病灶。

(2)低倍　可见细支气管和肺泡结构,此为肺组织,肺组织充血水肿,并见多个境界清楚的小脓肿。

(3)高倍　脓肿的中心为充满大量脓液的脓腔,脓液由大量脓细胞(变性坏死中性粒细胞)、少量液化坏死组织和蓝色细菌菌落组成。周围为炎性肉芽组织构成脓肿壁。

(4)诊断要点　肺组织内局限性化脓性炎症伴脓腔形成,脓腔内充满脓液。

4.肺粟粒性结核(结核性肉芽肿)

(1)肉眼　为一疏松网状组织,见多个境界清楚病灶。

(2)低倍　肺组织中可见散在的境界清楚结节状病灶,结节中可见上皮样细胞、朗汉斯(Langhans)巨细胞及淋巴细胞,即为结核结节。

(3)高倍　上皮样细胞呈短梭形,胞质丰富,边界不清,核呈椭圆形或短棒状,染色质稀疏。朗汉斯巨细胞体积大,形状不规则,多个核,排列于细胞之周边,呈马蹄形或花环状,周围有少量淋巴细胞。有的结节中央有干酪样坏死,呈红染的细颗粒状,原有组织结构轮廓荡然无存。

(4)诊断要点　肺组织内出现由上皮样细胞、朗汉斯巨细胞组成的结核结节。

(三)临床病理讨论

1.病例一

病史摘要:患儿,男。3d前出现精神萎靡,食欲减退,昨天早晨起床后感右上肢内侧疼痛并红肿,伴有低热。当晚病变部位疼痛加剧,红肿明显,患肢不敢活动,并有发热、头痛和头昏,今日上午来院就诊。

局部检查:右上肢内侧有 2cm×3cm 红肿区,略隆起,触之有波动感,皮肤温度升高,压痛明显,活动受限,同侧腋窝淋巴结肿大,有触痛。

查体:体温 39.5℃,白细胞计数 23×10⁹/L,中性粒细胞 90%,并有核左移,淋巴细胞 10%。

诊断:右上肢脓肿。

入院后手术切开,排出黄色黏稠脓液 10mL,并给抗生素治疗,痊愈后出院。

讨论:

(1)本病例的诊断依据是什么? 为什么会出现红、肿、热、痛和功能障碍等临床表现?

(2)本病例为局部脓肿,但伴有发热、白细胞计数升高及远处淋巴结肿大等全身反应,说明局部脓肿与上述全身反应在疾病过程中的辩证关系。

2.病例二

病史摘要:患儿,女,6 岁,因发热、咳嗽 1 周就诊。

患儿于 1 周前因洗澡受凉,次日出现咳嗽、流清鼻涕,不思饮食,伴有发热,3d 后鼻涕呈黄色脓性,并咳嗽加剧,咯脓性痰,昨日吸气时感右侧胸痛,呼吸困难收住院治疗。

查体:体温 40℃,呼吸 36 次/min,脉搏 130 次/min。急性重病容,呼吸时鼻翼扇动,胸部听诊有胸膜摩擦音,双侧下背部可闻及散在湿性啰音。

血常规:白细胞计数 $18×10^9$/L,中性粒细胞 85%。

讨论:

(1)该患者发生的该病有几种类型? 以何种为主? 为什么?

(2)该患者的诊断是什么? 有何依据?(请参考呼吸系统疾病部分)

3.病例三

病史摘要:患者,女,19 岁,工人,5d 前于鼻部生一疖,曾在某卫生所用镊子挤压后局部红肿,次日高烧,头痛,面部及两腿浮肿,经注射青霉素无效,于 12 月 30 日入院治疗。

查体:体温 41.2℃,鼻部近右眼内侧有一疖,已破结痂,左鼻翼部有三个如绿豆大的小脓肿。白细胞计数 $12.5×10^9$/L,中性粒细胞 76.5%,淋巴细胞 14%,单核细胞 9%,嗜酸性粒细胞 0.5%。经注射青霉素治疗无效当日死亡。

鼻部疖疮脓液培养及死后肺组织培养,均查见金黄色葡萄球菌。

病理检查:鼻部疖 4 个,两眼周围软组织蜂窝织炎,海绵状静脉窦及颈内静脉血栓形成,脓毒血症,肺、肾有多个小脓肿。

讨论:患者为什么会发生脓毒血症? 死亡原因是什么?

五、作业

(1)观察并描述大体标本形态学变化。

(2)观察并描述病理切片的病变特征,并做出正确病理诊断。

(3)绘出各种炎细胞的镜下形态图,标注:淋巴细胞、中性粒细胞、浆细胞、单核细胞。

(4)完成临床病理讨论分析报告。

实验四　肿　瘤

一、实验目的和要求

(1)掌握肿瘤的组织结构及肿瘤的异型性,良性肿瘤及恶性肿瘤的区别、癌与肉瘤的区别,肿瘤的生长方式与扩散方式,肿瘤的一般命名原则;熟悉肿瘤的一般形态,常见肿瘤的病变特点;了解肿瘤的分类、分级及分期,常见肿瘤的好发部位。

(2)观察本次实验的大体标本和病理切片,描述病理变化特征。

(3)通过观察标本和切片,思考并理解良、恶性肿瘤对机体的影响。

(4)应用所学肿瘤知识讨论病例分析题。

二、实验用品

多媒体、光学显微镜、大体标本、病理切片(表 4-1)。

表 4-1　实验材料

大体标本	病理切片
乳头状瘤	皮肤乳头状瘤
乳腺纤维腺瘤	皮肤鳞状细胞癌Ⅰ级
甲状腺腺瘤	皮肤鳞状细胞癌Ⅱ级
卵巢囊腺瘤	肠腺癌,管状腺癌
阴茎癌,菜花型	纤维瘤
胃癌,溃疡型	纤维肉瘤
乳腺癌,浸润性导管癌(示浸润性生长)	脂肪瘤
肝癌,多结节型	子宫平滑肌瘤
肝转移性癌	
结肠癌,息肉型	
脂肪瘤	
纤维瘤	
子宫平滑肌瘤	
纤维肉瘤	
脂肪肉瘤	
骨肉瘤	
卵巢成熟畸胎瘤,皮样囊肿型	
淋巴结恶性淋巴瘤	

三、复习要求

要求学生在实验前复习相关组织、器官的正常结构以及已学的本章相关基础理论知识。实验课开始后 10min 内提问学生复习的内容及在屏幕上识别相关正常组织切片：皮肤鳞状上皮、胃壁组织切片（识别胃黏膜的上皮细胞及胃的腺体，与肠黏膜细胞比较）、乳腺组织、纤维结缔组织、平滑肌组织，并记入实验成绩。

四、实验内容

(一)大体标本

1.乳头状瘤

起源于被覆上皮，呈外生性生长的良性肿瘤，形似乳头。好发于皮肤、喉、外耳道、膀胱、阴茎等处。

膀胱移行上皮细胞乳头状瘤：为膀胱切除标本，黏膜面见乳头状肿物向腔内突起，带蒂。

皮肤鳞状细胞乳头状瘤：为乳头状肿物标本，带蒂，表面呈粗乳头状，似桑椹。

2.乳腺纤维腺瘤

为乳房切除标本，为一椭圆形结节状，包膜完整，分界清楚，质地硬韧，切面灰红色，有裂隙。

3.甲状腺腺瘤

为椭圆形肿物标本，结节状，包膜完整，切面多为实性，色暗红，伴出血、囊性变。

4.卵巢囊腺瘤

卵巢浆液性囊腺瘤：为囊性肿物标本，圆形，表面光滑，单房性，内含澄清液体。囊壁薄，内壁光滑。

卵巢黏液性囊腺瘤：为囊性肿物标本，椭圆形，表面光滑，多房性，囊腔内含胶冻状黏液。囊壁光滑，较少有突起。

5.阴茎癌，菜花型

为阴茎切除标本，冠状沟可见菜花状肿物，外观呈灰白色、干燥，表面溃烂。切面见癌组织呈灰白色，界限不清，已破坏龟头。

6 胃癌，溃疡型

为胃次全切除标本，胃小弯近幽门部可见 1 个溃疡，直径大于 2cm，形状不规则，边缘隆起，底部凹凸不平。切面癌组织呈灰白色，界限不清，胃壁各层均破坏。

7.乳腺癌，浸润性导管癌(示浸润性生长)

为乳腺癌根治术标本，乳房外上象限不规则结节状肿物，质地较硬，切面灰白色，界限不清。皮肤呈橘皮样外观，乳头凹陷。

8.肝癌，多结节型

为肝脏切除标本，癌组织为多个、散在、圆形或椭圆形结节，灰白色，弥漫性分布于肝组织之中，大小不等，可相互融合成较大结节。注意与结节性肝硬化外观相鉴别。

9. 肝转移性癌

为一肝脏切除标本,切面见多个、散在、圆形出血性结节,边界清楚,大小不等。

10.结肠癌,息肉型

为一段结肠切除标本,息肉状或菜花状肿块,向肠腔黏膜面内突出,表面粗糙,呈灰白色,质实而干燥。肠壁明显增厚,肠腔狭窄,与周围组织界限不清。

11.脂肪瘤

为肿瘤切除标本,为单个肿物,分叶状,包膜完整,质地柔软,切面淡黄色,似脂肪组织。

12.纤维瘤

为皮下纤维瘤切除标本,呈结节状,包膜完整,切面灰白色,可见纵横交错编制状条纹,质坚韧。

13.子宫平滑肌瘤

为子宫切除标本,子宫变大,切面可见单个球形结节,突向子宫腔生长,结节与周围子宫壁分界清楚,灰白色,质坚韧,可见编织状条纹。

14.纤维肉瘤

为肿瘤切除标本,椭圆形结节状,分界尚清楚(假包膜),切面灰红色,质软,鱼肉状,中央有坏死。

15.脂肪肉瘤

为肿瘤切除标本,分叶状肿物,略带黄色,部分区域呈黏液样,质细腻,可伴有出血。

16.骨肉瘤

为股骨截肢标本,股骨下端梭形肿块,骨皮质及髓腔均被瘤组织破坏,切面淡红色或灰白色,质细腻,鱼肉状,有出血坏死。表面骨外膜被肿瘤掀起。

17.卵巢成熟畸胎瘤,皮样囊肿型

为切除卵巢肿瘤标本,囊状肿物,囊内充满皮脂、毛发、牙齿。

18.淋巴结恶性淋巴瘤

为淋巴结切除标本,多个结节状,大小不等,部分结节融合成团,切面灰红色,鱼肉状。

(二)病理切片

1.皮肤乳头状瘤

(1)肉眼　为细小乳头状断面。

(2)低倍　一侧可见正常皮肤组织,另一侧皮肤鳞状上皮增生向表面外生性生长,形成多个乳头状突起,每个乳头表面被覆的鳞状上皮为肿瘤的实质,乳头中央为纤维组织、血管等间质成分,有数量不等的炎细胞浸润,基底膜完整(彩图8)。

(3)高倍　鳞状上皮明显增生,细胞层次增多,细胞分化成熟,与起源的鳞状上皮细胞很相似,排列规则。棘细胞层细胞呈多边形,层次清楚,有细胞间桥,异型性小,基底膜完整。

(4)诊断要点　皮肤鳞状上皮乳头状增生,鳞状上皮细胞分化成熟,与起源的鳞状上皮细胞很相似,异型性小,基底膜完整。

2.皮肤鳞状细胞癌Ⅰ级

(1)低倍　一侧可见正常皮肤组织,另一侧部分异型增生的鳞状上皮细胞突破基底膜向下浸润性生长,形成大小不等、形状不一的细胞团,呈片状或条索状排列,即为癌巢,是肿瘤的实质;周围为结缔组织,是肿瘤的间质。部分癌巢中心有坏死,实质与间质分界清楚。

(2)高倍　癌细胞仍保留鳞状上皮的分化特征,癌巢外层细胞似基底细胞,内层细胞似棘细胞,可见细胞间桥,癌巢中央有大量粉红色同心圆排列的角化珠。细胞异型性明显,核大深染,可见病理性核分裂。间质中常有浆细胞和淋巴细胞浸润(彩图9)。

(3)诊断要点　皮肤鳞状上皮异型增生突破基底膜向下浸润性生长形成癌巢,鳞状上皮细胞异型性明显,癌巢中央可见大量角化珠,细胞间桥明显。

3.皮肤鳞状细胞癌Ⅱ级

(1)低倍　异型增生的鳞状上皮向下浸润性生长,形成大小、形状不一的癌巢,癌巢中央可见少量角化珠,细胞间桥不明显。

(2)高倍　癌细胞分化程度低,细胞高度异型性,核大深染,核分裂象和病理性核分裂象多见。

(3)诊断要点　皮肤鳞状上皮异型增生突破基底膜向下浸润性生长形成癌巢,鳞状上皮细胞高度异型性,细胞分化程度低,癌巢中央可见少量角化珠,细胞间桥不明显。

4.肠腺癌,管状腺癌

(1)肉眼　为一蓝染实性组织。

(2)低倍　一侧可见正常结肠组织,另一侧异型增生的结肠黏膜上皮细胞突破基底膜向下浸润性生长,排列成腺管状结构,为肿瘤的实质,破坏黏膜层,侵入黏膜下层和肌层。周围为纤维组织,为肿瘤间质。

(3)高倍　瘤细胞排列成腺管状结构,腺腔大小不等,形状不规则,排列紊乱,有的腺腔分泌大量黏液,有的成实心条索状。癌细胞异型性明显,大小不一,形态各异,核大深染,核分裂象和病理性核分裂象多见。

(4)诊断要点　结肠黏膜上皮异型增生突破基底膜向下浸润性生长,形成腺管状结构,有的腺腔分泌大量黏液,上皮细胞异型性明显,可见较多的核分裂象和病理性核分裂象。

5.纤维瘤

(1)肉眼　为一实性组织。

(2)低倍　瘤组织由大量梭形细胞构成,排列成束状、编织状,瘤细胞之间有丰富的胶原纤维、血管等间质成分。周围有薄层纤维包膜。

(3)高倍　梭形细胞大小形态比较一致,有的核呈椭圆形,染色较深,可见核仁,形态类似于成纤维细胞,有的核呈长梭形,淡染,形态类似于纤维细胞。梭形细胞间有丰富的胶原纤维,纵横交错成编织状排列。核分裂象罕见(彩图10)。

(4)诊断要点　大量梭形细胞增生,编织状排列,细胞分化成熟,形态类似于成纤维细胞、纤维细胞,有较丰富的胶原纤维。周围有薄层纤维包膜。

6.纤维肉瘤

(1)肉眼　为一实性组织。

(2)低倍　瘤组织由大量异型增生的梭形细胞构成,并含有网状纤维和胶原纤维。组织形态因肿瘤分化程度不同、异型性程度不等而表现不一。分化较好的瘤细胞呈交织束状排列,束状排列的细胞方向一致形成"鱼骨样或人字形"结构,间质的网状纤维和胶原纤维较多,可围绕单个瘤细胞,血管丰富。周围有部分包膜,部分肿瘤组织侵入包膜内。

(3)高倍　瘤细胞异型性明显,分化较好的形态类似成纤维细胞,大小形态不一,细胞略增大,核轻度异型,核染色质较粗,但核细长,两端尖,可见核分裂象(彩图11)。

(4)诊断要点　大量梭形细胞异型增生,弥漫分布于间质之中,部分肿瘤组织侵入包膜内,细胞异型性明显,细胞分化不成熟,可见核分裂象。

7.脂肪瘤

(1)肉眼　为一网状组织。

(2)低倍　肿瘤组织由形态类似于脂肪细胞的细胞构成,之间有少量纤维组织、血管等间质成分形成纤维间隔分隔,周围有薄层纤维包膜。

(3)高倍　瘤细胞大小、形态比较一致,胞质呈空泡状,核偏于一侧,形态类似于成熟脂肪细胞,之间有少量纤维组织、血管等间质成分形成纤维间隔分隔。

(4)诊断要点　大量形态类似于成熟的脂肪细胞增生,细胞分化成熟,由少量纤维间隔分隔,周围有薄层纤维包膜。

8.子宫平滑肌瘤

(1)肉眼　为一实性组织。

(2)低倍　瘤组织由大量梭形细胞构成,排列成束状、编织状,瘤细胞之间有少量纤维组织、血管等间质成分,周围有薄层纤维包膜。

(3)高倍　梭形细胞大小、形态比较一致,核呈长杆状,两端略钝圆,胞质红染,形态类似于平滑肌细胞,排列成束状、编织状。核分裂象罕见。

(4)诊断要点　大量形态类似于平滑肌细胞增生,排列成束状、编织状,细胞分化成熟,有少量纤维组织、血管等间质成分,周围有薄层纤维包膜。

(三)临床病理讨论

1.病例一

病史摘要:患者,女性,40岁,已婚,右侧乳房无痛性肿块逐渐增大3年,最近洗澡时发现其有迅速生长的趋势而来院就诊。

外科检查:右侧乳房较左侧大,在乳房的外上象限触摸到一鹅蛋大小肿块高出皮肤,表面破溃、质硬,较固定,与周围组织粘连,分界不清。腋窝淋巴结肿大,约3cm×3cm大小,尚可活动。皮肤呈橘皮样外观,乳头凹陷。

活体组织检查:见细胞有明显异型性,呈不规则条索状排列,核分裂象多见,间质为大量纤维组织。

讨论:

(1)请结合临床、肉眼所见及镜下形态做出最后诊断(要求写出诊断依据)。

(2)患者为什么出现乳头下陷,皮肤呈橘皮样外观?腋窝淋巴结为什么会肿大?

2.病例二

病史摘要:患者,男性,58岁,因左颈部淋巴结肿大半年就诊,查鼻咽部有一蚕豆大肿块,并有溃疡形成,溃疡面有坏死物覆盖。

讨论:活检取材时应注意什么问题?如何送检?

3.病例三

病史摘要:患者,女性,38岁,患绒毛膜上皮癌并转移到肺。

讨论:请用所学病理学知识对转移瘤进行命名。

4.病例四

病史摘要:患者,男性,28 岁,因腹部发现肿块 2 年行剖腹探查,术中发现腹膜后有 25cm×18cm×12cm 的 3 个肿块,并切除。病理检查:肿块呈囊状,有毛发。镜下发现有皮肤、脑组织及部分腺体。

讨论:请你用所学病理知识做出诊断,并分析其原因。

5.病例五

病史摘要:患者,男性,50 岁,乏力、食欲减退两个月,头痛、阵发性恶心、呕吐一天而入院。腰椎穿刺:脑脊液压力 220mmHg,无色透明,蛋白(+),细胞数 $10×10^6$/L。腰椎穿刺后头痛减轻。8 年前曾患过乙型病毒性肝炎。否认结核病及神经、精神病史。住院第 3 天,去厕所后突感腹部剧痛,面色苍白,脉搏 120 次/min。血压 70/40mmHg,全腹压痛,肌紧张,尤以右上腹为甚。腹腔穿刺抽出暗红色血性液体。剖腹探查:发现肝右叶有一大型结节破裂出血,遂进行填塞、缝合止血。术后一周,再度腹腔出血,因抢救无效而死亡。

尸检摘要:

食管:黏膜光滑,食管下段静脉轻度扩张迂曲。

肝脏:重 1800g,体积增大,弥漫分布无数小结节,直径 0.1～0.5cm,散在分布较大型结节,大者直径 5cm。肝右叶靠近表面的一灰黄色大型结节,向肝表面破裂,附有凝血块。镜检:肝组织正常小叶结构破坏,代之以假小叶,假小叶之间由增生的纤维组织包绕。大型结节无纤维组织包绕,由多角形、胞质丰富、核大、深染的异型细胞组成,呈小梁状或巢状排列,其间为血窦,有的细胞含少量黄绿色色素。

脾脏:重 250g,体积增大,切面含血量增多。镜检:脾窦扩张充血、纤维组织增生。

脑:右大脑半球顶叶隆起,切开见一直径为 4cm 的肿物,灰褐色,境界较清楚,无包膜。镜检:肿物为肿瘤细胞组成,其形态结构与肝脏大型结节相同。

讨论:

(1)肝内的小结节是何病变?

(2)肝内的大结节是何病变? 与颅内病变是何关系?

(3)如何解释食管和脾脏的病变?

五、作业

1.大体标本观察

(1)比较纤维瘤和纤维肉瘤的大体标本不同之处。

(2)试述乳腺癌的大体标本的病理改变。

(3)说出子宫平滑肌瘤的生长方式及对子宫的影响。

2.组织切片观察

(1)镜下如何区分癌与肉瘤?

(2)什么是肿瘤的异型性? 表现在哪些方面?

(3)组织切片绘图:纤维肉瘤(标注)、高分化鳞状细胞癌(标注)。

3.完成临床病理讨论分析报告。

4.职业拓展练习

(1)以小组为单位,制作肿瘤知识宣教材料,开展肿瘤知识宣教活动。

(2)写一篇与肿瘤相关的综述。

实验五　心血管系统疾病

一、实验目的和要求

(1)掌握风湿病的基本病变分期及特点,动脉粥样硬化症的病变分期及特点,高血压的诊断标准,良性(缓进型)高血压病的病理变化及临床病理联系。

(2)观察本次实验的大体标本和病理切片,描述病理变化特征。

(3)通过观察标本和切片,分析各病变对机体的影响,学会理论联系实际。

(4)完成临床病理讨论和分析。

二、实验用品

显微镜、大体标本、病理切片(表5-1)。

表 5-1　实验材料

大体标本	病理切片
高血压心脏病	风湿性心肌炎
亚急性细菌性心内膜炎	主动脉粥样硬化
高血压肾病(原发性颗粒固缩肾)	冠状动脉粥样硬化
脑出血	高血压病的肾脏病变(原发性颗粒固缩肾)
主动脉粥样硬化	
急性风湿性心内膜炎	
左心室心肌梗死	
慢性风湿性心瓣膜病(二尖瓣狭窄和关闭不全)	

三、复习要求

复习相关组织、器官的正常结构以及已学的本章相关基础理论知识。

四、实验内容

(一)大体标本

1. 高血压心脏病

为心脏纵剖面标本,心脏体积增大,重量增加,左心室壁明显增厚,乳头肌和肉柱增粗。

2. 亚急性细菌性心内膜炎

为心脏纵剖面标本,暴露左心室及主动脉瓣,主动脉瓣上可见赘生物,呈息肉状,灰黄色,质松脆,突起于心室面。

3. 高血压肾病(原发性颗粒固缩肾)

为肾脏纵剖面标本,肾体积缩小,重量减轻,质地变硬,表面凹凸不平,呈细颗粒状,大小尚一致,分布均匀。切面肾皮质变薄,界限模糊不清,肾盂和肾周脂肪组织增多。

4. 脑出血

为大脑切面标本,在内囊及基底节区域脑组织被黑褐色凝血块取代,该处脑组织破坏并有脑水肿形成,血液突入侧脑室。

5. 主动脉粥样硬化

为一段主动脉纵剖面标本,动脉内膜面粗糙,有散在不规则灰白色或灰黄色隆起斑块,大小不一,有的斑块表面形成溃疡,部分伴钙化,并可见黄色斑点和条纹。

6. 急性风湿性心内膜炎

为心脏纵剖面标本,暴露左心室及主动脉瓣,二尖瓣闭锁缘可见细小疣状赘生物,单行排列,直径 1～2mm,呈灰白色半透明状,附着牢固。

7. 左心室心肌梗死

为心脏纵剖面标本,左心室前壁有一灰白色或灰黄色、形态不规则的梗死区。

8. 慢性风湿性心瓣膜病(二尖瓣狭窄和关闭不全)

为心脏水平剖面标本,从心房面观察,二尖瓣呈鱼口状,瓣叶增厚,缩短,相互粘连,左心房明显肥大扩张。从心室面观察,左心室肥厚,腱索增粗,乳头肌肥大。

(二)病理切片

1. 风湿性心肌炎

(1)低倍 可见一束横纹肌、闰盘等结构的为心肌组织。心肌间质充血、水肿,心肌纤维排列疏松,在血管周围可见由成簇细胞构成的梭形或椭圆形病灶,此即风湿小体(Aschoff 小体)。

(2)高倍 风湿小体中央有少量淡红色絮状物质,为纤维素样坏死,其外见许多风湿细胞(Aschoff 细胞),体积较大,呈梭形或多边形,胞质丰富,嗜碱性,核大,呈椭圆形、空泡状,染色质集中于核的中央,并有细丝放射至核膜,似枭眼。纵切面,核染色质呈毛虫样。有的风湿细胞呈双核或多核。最外层有少量淋巴细胞、单核细胞及浆细胞浸润(彩图 12)。

(3)诊断要点 心肌间质血管周围可见具有特征性的风湿小体。

2. 主动脉粥样硬化

(1)肉眼　主动脉壁内膜明显隆起部分即为粥样斑块。

(2)低倍　可见血管内膜、中膜和外膜等结构的为主动脉。主动脉内膜见一局限性隆起,该处内膜部分增厚,增厚内膜的表层纤维组织增生,玻璃样变性,呈均质伊红色,即为纤维斑块(纤维帽);内膜深层见一片浅红色无结构的坏死物,即为粥样斑块(彩图13)。

(3)高倍　病灶中可见许多胞质内含空泡的泡沫细胞和许多棱形、针形空隙的胆固醇结晶以及深蓝色钙化物。中膜肌层不同程度萎缩;外膜疏松,有少量淋巴细胞浸润。

(4)诊断要点　①内膜表层纤维组织增生,玻璃样变性,内膜深层为大量坏死组织,并见胆固醇结晶及钙化物(即粥样斑块形成);②中膜肌层不同程度萎缩。

3. 冠状动脉粥样硬化

(1)肉眼　冠状动脉偏心性狭窄、半月形增厚。

(2)低倍　冠状动脉横切面,内膜呈新月形、偏心位明显增厚,管腔明显狭窄,为粥样斑块。内膜表层为纤维斑块(纤维帽),深层见淡伊红色无结构的粥样坏死组织;中膜平滑肌轻度萎缩。

(3)高倍　内膜表层为纤维斑块,有密集胶原纤维,并玻璃样变性,深红色无结构的坏死组织、胆固醇结晶(梭形空隙)及少量泡沫细胞;中膜肌层不同程度萎缩;外膜疏松,有少量淋巴细胞浸润。

(4)诊断要点　①内膜表层纤维组织增生,玻璃样变性,内膜深层为大量坏死组织,并见胆固醇结晶及钙化物;②中膜肌层不同程度萎缩。

4. 高血压病的肾脏病变(原发性颗粒固缩肾)

(1)低倍　可见肾小球、肾小管等结构为肾组织。肾入球小动脉(细动脉)管壁增厚、管腔狭窄,管壁呈红色均质状,为玻璃样变性。其旁肾小球纤维化、玻璃样变性,所属肾小管发生萎缩或消失,健存肾小球代偿性肥大,所属肾小管扩张。

(2)高倍　间质纤维组织增生及淋巴细胞浸润。小动脉(弓形动脉及小叶间动脉)内膜纤维组织增生,呈洋葱皮样,管壁增厚,管腔狭窄。

(3)诊断要点　①肾小动脉内膜增厚;②部分肾小球入球动脉玻璃样变性,肾小球纤维化、玻璃样变性,所属肾小管萎缩或消失。健存肾小球代偿性肥大,所属肾小管扩张。

(三)临床病理讨论

1. 病例一

病史摘要:患者,男,58岁。因发作性心前区剧痛伴咳嗽、呼吸困难3d而入院。

患者3d前在骑车上坡时突然感到心前区剧痛,难以忍受,疼痛向左肩及左上肢放射,当时全身冷,四肢冰凉,曾呕吐一次,为胃内容物,即去医院诊治。经注射"止痛针"后疼痛于半小时后缓解。次晨进餐后心前区疼痛又起,持续约2h,并出现咳嗽,咳少量粉红色泡沫状痰,气急,不能平卧。过去有多次类似发作史,但每次疼痛持续时间甚短,休息后缓解。

体检:体温36.7℃,脉搏126次/min,血压70/50mmHg。呼吸急促,高枕卧位,皮肤湿冷,口唇轻度发绀。两肺可闻及散在湿啰音。心尖搏动较弱,心律齐,心尖区第一心音显著减弱,其余无特殊。

化验:白细胞计数$12.9×10^9$/L,中性粒细胞85%,淋巴细胞10%,嗜酸性粒细胞3%,

单核细胞 2%,血红蛋白 150g/L,红细胞计数 $500×10^{10}/L$。血总胆固醇 280mg/dL(正常: $110\sim230$mg/dL),谷草转氨酶 140U(正常: $10\sim80$U),乳酸脱氢酶 900U(正常: $150\sim$ 450U)。

心电图检查提示:冠状动脉供血不足。

入院后采用吸氧、止痛、纠正心源性休克等治疗,病情一度好转,咳嗽、气急减轻,心率减至 92 次/min,血压升至 110/70mmHg。入院第 4 天于午餐后又感心前区疼痛,气急明显,咳粉红色泡沫状痰,两肺布满湿啰音,抢救无效死亡。

尸检摘要:

心脏:大小正常,各瓣膜无异常。左冠状动脉前降支横切面见管腔呈半月形增厚,左心室前壁及室间隔下部见数个不规则灰黄色坏死灶,局部心内膜有血栓形成。主动脉及其主要分支内膜均有大小不等的黄白色斑块状隆起。镜下:左心室坏死灶处仅见心肌纤维轮廓,微细结构消失。左冠状动脉前降支、主动脉及其主要分支均可见内膜高度增厚,深层有大量胆固醇结晶,并见钙盐沉着,但管腔未堵塞。

肺、肝、脾及胃肠道淤血、水肿。

讨论:

(1)患者为什么会出现发作性心前区剧痛? 其发生机制如何?

(2)本次心前区疼痛发作住院与过去的发作有何不同? 其发生机制如何?

(3)入院时患者的情况说明了什么? 死亡原因是什么?

2.病例二

病史摘要:患者,男,65 岁。因突然昏迷 2h 而入院。

患者 10 年前发现有高血压,血压波动于 $100\sim260/110$mmHg。近年来常感心悸,尤以体力活动时为著。近半个月来常觉后枕部头痛,头晕,四肢发麻。今晨上厕所时突然跌倒不省人事,右侧上下肢不能活动,并有大小便失禁。

体检:体温 38℃,脉搏 60 次/min,呼吸 16 次/min,血压 220/110mmHg,神志不清,呼吸深沉,鼾声大,面色潮红,右侧鼻唇沟较浅。双侧瞳孔不等大,右侧较左侧为大。颈项稍强直。心尖搏动明显,呈抬举样,心浊音界向左略扩大,心律齐,主动脉瓣第二音亢进。右侧上下肢呈迟缓性瘫痪,腱反射消失。

化验:白细胞计数 $8.4×10^9/L$,中性粒细胞 80%,淋巴细胞 20%。尿蛋白(+ +),红细胞(+),管型(+)。脑脊液呈血性。

入院后给予吸氧、降压药、脱水剂及止、凝血药等治疗,疗效不显著,患者昏迷不断加深,继之呼吸不规则,终因呼吸、心跳停止而死亡。

尸检摘要:

脑:右侧内囊处可见 $3cm×2cm×2cm$ 的血肿,局部脑组织坏死、出血,脑室内见大量血凝块。脑桥、中脑部分区域亦见出血灶。

心:增大,约为死者右拳 1.5 倍,左心室壁明显增厚,乳头肌增粗。镜检:心肌纤维明显变粗,细胞也肥大。

肾:两肾体积缩小,表面呈细颗粒状,切面皮质变薄,皮、髓质分界不清。镜检:部分入球动脉及肾小球玻璃样变性,相应的肾小管萎缩、消失。残留肾小球代偿性肥大,肾小管扩张。间质纤维组织增生,少量淋巴细胞浸润。

脾：中央动脉玻璃样变性。

讨论：

（1）本例患的是什么病？死亡原因是什么？

（2）请对心脏病变做出诊断，并指出其相应的症状和体征。

（3）肾脏病变与高血压的关系如何？

五、作业

（1）观察并描述各大体标本形态学变化。

（2）观察并描述各病理切片的病变特征，并做出正确病理诊断。

（3）绘出风湿小体高倍镜下结构图，标注：风湿细胞和纤维素样坏死。

（4）完成临床病理讨论分析报告。

实验六　呼吸系统疾病

一、实验目的和要求

(1)掌握慢性支气管炎、大叶性肺炎、小叶性肺炎、肺癌的病变特点。

(2)观察本次实验的大体标本和病理切片,描述病理变化特征。

(3)通过观察标本和切片,分析各病变对机体的影响,学会理论联系实际。

(4)完成临床病理讨论和分析。

二、实验用品

显微镜、大体标本、病理切片(表 6-1)。

表 6-1　实验材料

大体标本	病理切片
大叶性肺炎(灰色肝样变期)	大叶性肺炎(灰色肝样变期)
小叶性肺炎	小叶性肺炎
吸入性肺炎合并肺脓肿	慢性支气管炎
支气管扩张症	肺气肿
肺癌(中央型、周围型)	肺鳞癌(中分化)
硅沉着病	肺小细胞癌

三、复习要求

复习相关组织、器官的正常结构以及已学习的本章相关基础理论知识。

四、实验内容

(一)大体标本

1. 大叶性肺炎(灰色肝样变期)

为一侧肺组织标本,肺叶肿大,灰白色,质实如肝,表面可见少量纤维素性渗出物,切面可见肺叶内有大片实变区,粗糙,灰白色,病灶边缘暗红色。

2.小叶性肺炎

为一侧肺组织标本,肺切面可见多个散在的灰白实变区,呈小灶状,大小不等,部分病灶融合成较大的实变区,即融合性支气管肺炎,灰白实变区之间有深灰色的正常组织。病灶中可见扩张的细小支气管。

3.吸入性肺炎合并肺脓肿

为一侧肺组织标本,肺切面可见多个散在灰白色的病灶及针头大小的脓肿。

4.支气管扩张症

为一侧肺组织标本,肺切面可见部分支气管扩张,呈圆柱状或囊状,支气管管壁明显增厚,呈灰白色。

5.肺癌(中央型)

为一侧肺组织标本,肺门部可见一较大不规则肿块,灰白色,质地松脆,切面癌组织沿支气管呈扇形分布,部分向主支气管腔内突起或挤压管腔。注意观察癌肿与主支气管之间的关系。

6.肺癌(周围型)

为一侧肺组织标本,肺叶周边部可见一圆形肿块,灰白色,与周围肺组织的界限清楚,但无包膜。

7.硅沉着病

为一侧肺组织标本,肺表面可见多个散在、粟粒大小的圆形或椭圆形结节,灰白色,质硬,有沙粒感,内侧面及边缘为不规则的灰白色团块,为融合性硅结节,切面可见灰白色条纹,为增生的纤维组织。

(二)病理切片

1.大叶性肺炎(灰色肝样变期)

(1)低倍　可见肺泡、细支气管等结构为肺组织。肺组织内可见大片弥漫分布实变区,肺泡壁毛细血管受挤压变窄,肺泡腔内充满大量渗出物,病变部位邻近的胸膜表面有纤维素渗出。

(2)高倍　肺泡腔扩张,充满大量纤维素和中性粒细胞及少量巨噬细胞、红细胞,部分区域可见纤维素穿过肺泡间孔与相邻肺泡腔内的纤维素网连接(彩图14)。

(3)诊断要点　肺组织呈大片弥漫分布实变区,肺泡壁毛细血管受挤压变窄,肺泡内充满大量纤维素和中性粒细胞。

2.小叶性肺炎

(1)低倍　肺组织可见多个实变区,每个病灶以细支气管为中心,小灶状分布,实变区外围为正常肺组织,部分呈代偿性肺气肿改变(彩图15)。

(2)高倍　实变区的细支气管黏膜上皮坏死脱落,细支气管管壁及周围肺泡壁有大量中性粒细胞浸润,肺泡腔内充满大量脓液,非实变区的肺泡壁毛细血管充血,肺泡有少量浆液渗出。

(3)诊断要点　肺组织呈多个小灶状分布实变区病变,以细支气管为中心的肺组织化脓性炎症。

3.慢性支气管炎

(1)低倍　支气管管壁增厚,管腔内可见分泌物潴留。肺组织固有结构尚存。

(3)高倍　支气管黏膜上皮变性、坏死、脱落,杯状细胞增多,固有层内黏液腺泡增多,管壁充血水肿,有纤维组织增生和大量淋巴细胞、浆细胞及单核细胞浸润。

(3)诊断要点　①支气管黏膜上皮变性、坏死、脱落,杯状细胞增多;②固有层内黏液腺泡增多;③管壁充血水肿,有纤维组织增生和大量淋巴细胞、浆细胞及单核细胞浸润。

4.肺气肿

(1)低倍　可见肺泡、支气管等结构为肺组织。部分肺泡管、肺泡囊及肺泡腔明显扩张呈囊状,细小支气管壁增厚。

(2)高倍　肺泡间隔变窄并断裂,相邻肺泡相互融合成较大囊腔,肺泡壁毛细血管数量减少,细小支气管壁可见大量慢性炎细胞浸润。

(3)诊断要点　肺泡管、肺泡囊及肺泡明显扩张呈囊状,肺泡间隔变窄并断裂,相邻肺泡相互融合成较大囊腔。

5.肺鳞癌(中分化)

(1)肉眼　深蓝色区域为癌组织。

(2)低倍　异型增生的支气管黏膜上皮突破基底膜向深部肺组织浸润性生长,细胞呈实性巢状分布,部分癌组织坏死,坏死区有炎细胞反应。部分支气管黏膜上皮鳞状上皮化生。

(3)高倍　细胞异型性明显,癌巢外周一层细胞排列尚整齐,似基底细胞,中央可见少量角化珠,细胞间桥不明显,核分裂象和病理性核分裂象多见。

(4)诊断要点　异型增生的支气管黏膜上皮突破基底膜向肺组织浸润性生长,细胞呈实性巢状分布,癌巢中央可见少量角化珠,细胞间桥不明显,核分裂象和病理性核分裂象多见。

6.肺小细胞癌

(1)低倍　异型增生的支气管黏膜上皮突破基底膜向深部肺组织浸润性生长,癌细胞呈片状、条索状排列,位于肺泡腔内或间质中。

(2)高倍　癌细胞小,梭形或燕麦形,质少,似裸核。

(3)诊断要点　异型增生的支气管黏膜上皮突破基底膜向深部肺组织浸润性生长,癌细胞呈片状、条索状排列,癌细胞小,梭形或燕麦形,质少,似裸核。

(三)临床病理讨论

1.病例一

病史摘要:患者,男,35岁。3d前受凉后感到头痛、畏寒,继而高热,伴咳嗽、咳铁锈色痰。今日左侧胸痛,气急不能平卧而入院。

体检:体温39.5℃,脉搏92次/min,呼吸27次/min。咽充血,左胸呼吸活动度降低,触诊语颤增强,叩诊呈浊音,听诊闻及支气管呼吸音。

实验室检查:白细胞计数12×10^9/L,中性粒细胞85%,淋巴细胞8%,单核细胞3%,嗜酸性粒细胞4%。

X线检查:左肺可见大片致密阴影。

住院后经大剂量抗生素及对症治疗,病情迅速好转,2d后体温正常,症状消失,但肺部仍闻及湿啰音。X线复查:左肺可见不规则片状模糊阴影。住院10d后肺部啰音消失,X线检查肺部正常,痊愈出院。

讨论:

(1)对本病做出诊断并说明诊断依据。

(2)根据本例的症状、体征及 X 线检查,推测肺部的病理变化。

(3)为什么治疗后症状消失而体检及 X 线检查仍不正常?

2. 病例二

病史摘要:患儿,女,10 个月。因发热 10d,出疹 7d,咳嗽、气急 5d 而入院。

现病史:患儿 10d 前开始发热,流涕,精神差。第 3 天体温升高,并自面部开始直至全身出现红色斑丘疹。第 7 天皮疹逐渐消退,但体温更高,同时出现咳嗽,伴有痰鸣音。2d 前患儿出现气促,鼻翼扇动,口唇发绀。

体检:体温 39.8℃,脉搏 106 次/min,呼吸 52 次/min。全身可见棕褐色色素沉着及糠麸样脱屑。两肺部闻及细小湿啰音,尤以背部为显著。肝肋下 3cm,质地中等。

实验室检查:白细胞计数 $28×10^9$/L,中性粒细胞 80%,淋巴细胞 18%,单核细胞 2%。

X 线检查:两肺可见散在灶状阴影,下叶有片状浓淡不等阴影。

住院经过:入院后经吸氧、抗炎、强心、激素等治疗,患儿气急及发绀进行性加剧,并出现周期性呼吸,最后呼吸和心跳停止而死亡。

尸检摘要:

肺:两肺表面及切面均见散在多个灰黄色实变病灶,大小 1.2cm×1.0cm,病灶中央可见小支气管,病灶间肺组织无明显变化。两肺下叶背部的病灶互相融合成片状,大小 1.5cm×2.0cm。镜下病变多以细小支气管为中心,黏膜上皮脱落,管壁充血、水肿,有中性粒细胞浸润,管腔内有大量脓液。周围的肺泡壁有大量中性粒细胞浸润,腔内有脓液。病灶间肺泡呈不同程度扩张。下叶背部肺组织坏死,有脓肿形成。

肝、脾、肾:不同程度淤血。

讨论:

(1)本例应属何种肺炎? 阐述病变特点。

(2)试分析本例肺炎的发生原因。

(3)说明患儿的死亡原因。

五、作业

(1)观察并描述各大体标本形态学变化。

(2)观察并描述各病理切片的病变特征,并做出正确病理诊断。

(3)绘出大叶性肺炎高倍镜下结构图,标注:渗出的中性粒细胞、纤维蛋白、肺泡壁。

(4)完成临床病理讨论分析报告。

实验七　消化系统疾病

一、实验目的和要求

(1)掌握慢性胃炎、溃疡病、病毒性肝炎、门脉性肝硬化的基本概念、病理变化、临床病理联系。

(2)观察本次实验的大体标本和病理切片,描述病理变化特征。

(3)通过观察标本和切片,分析各病变对机体的影响,学会理论联系实际。

(4)完成临床病理讨论和分析。

二、实验用品

显微镜、大体标本、病理切片(表 7-1)。

表 7-1　实验材料

大体标本	病理切片
胃溃疡	慢性萎缩性胃炎
胃癌(溃疡型)	胃溃疡
门脉性肝硬化	急性普通型肝炎
坏死后性肝硬化	急性重型肝炎
肝癌	亚急性重型肝炎
食管癌	门脉性肝硬化
结肠癌	食管鳞状细胞癌
	胃腺癌
	肝癌(肝细胞型)

三、复习要求

复习相关组织、器官的正常结构以及已学的本章相关基础理论知识。

四、实验内容

(一)大体标本

1.胃溃疡

为胃大部切除标本,胃小弯近幽门窦部可见一圆形溃疡,直径 2cm,边缘整齐似刀切,底部平坦,溃疡周围的黏膜皱襞向溃疡面集中,似轮辐状。

2.胃癌(溃疡型)

为胃大部切除标本,胃小弯近幽门窦部可见一椭圆形不规则溃疡,直径大于 2cm,边缘不整齐,隆起呈火山口状,底部较浅,凹凸不平,有渗出、坏死,溃疡周围黏膜皱襞中断。

3.门脉性肝硬化

为肝脏标本,体积缩小,重量减轻,质地硬。包膜增厚,肝表面及切面见弥漫分布小结节,结节大小较一致,直径约 1~5mm,最大结节一般不超过 1cm。结节周围有灰白色纤维组织包绕,结节呈黄褐色或黄绿色。

4.坏死后性肝硬化

为肝脏标本,体积不对称性缩小,重量减轻,质地变硬。肝脏变形明显,表面及切面见较粗大结节,大小不等,直径多在 1~3cm,最大可达 6cm,结节由较宽大的灰白色纤维间隔包绕,结节呈黄褐色或黄绿色。

5.肝癌

为肝脏标本。

(1)巨块型　可见一巨大肿块,呈圆形,切面灰白色,与周围组织边界尚清楚,中心部常有出血坏死。在大的癌块周边常有散在小的癌结节。

(2)结节型　肝脏体积明显增大,切面可见多个散在结节状肿块,呈圆形或椭圆形,大小不等,直径多在 0.1~2.0cm,灰白色,部分融合成较大结节,与周围肝组织分界尚清楚,伴出血坏死。

(3)弥漫型　肝表面及切面可见多发性小结节,弥漫性浸润于肝组织之中,直径在0.1~0.7cm,灰黄色,与周围组织界限不清,与结节性肝硬化外观相似,但结节较为疏松。

6.食管癌

为一段食管纵行剖开标本。

(1)髓质型　食管壁可见一肿块,部分向腔内突起,食管腔狭窄,切面呈灰白色,质地较软,如脑髓组织,表面可见浅表溃疡。

(2)溃疡型　食管黏膜可见一溃疡状肿物,形状不规则,边缘隆起,底部凹凸不平。

7.结肠癌

为一段结肠纵行剖开标本,结肠黏膜可见一息肉状肿物,向肠腔内突出,肠壁明显增厚,肠腔明显狭窄,狭窄部上段肠腔明显扩张。癌组织呈灰白色,质地实而干燥,界限不清,表面破溃。

(二)病理切片

1.慢性萎缩性胃炎

(1)低倍　可见胃黏膜变薄,胃小凹变浅,腺体变小,数目减少并可见囊性扩张,炎症累及胃黏膜全层。

(2)高倍　可见胃黏膜上皮及固有腺体萎缩,壁细胞和主细胞明显减少,甚至消失,间质有大量淋巴细胞和浆细胞浸润,并有淋巴滤泡形成,可伴有肠上皮化生(胃黏膜表层上皮细胞中出现杯状细胞、吸收细胞和潘氏细胞)和假幽门腺化生(胃底、体部的腺体中出现类似于幽门腺的黏液分泌细胞)。

(3)诊断要点　胃黏膜上皮及固有层腺体萎缩,间质内有慢性炎细胞浸润,伴肠上皮化生。

2.胃溃疡

(1)肉眼　可见切片中央凹陷缺损处即为溃疡所在。

(2)低倍　可见胃黏膜等结构为胃组织。切片有一缺口向上的凹陷缺损即溃疡,溃疡底部自上而下可见渗出层、坏死层、肉芽组织层、瘢痕组织层四层结构,溃疡一侧染色较深处为胃黏膜层(彩图16)。

(3)高倍　①溃疡表面着浅红色的网状物质为渗出的纤维素,其和中性粒细胞即为渗出层;②渗出层下深红色、颗粒状、无结构的坏死组织即为坏死层;③坏死层下有较多的新生毛细血管、成纤维细胞及炎细胞浸润即为肉芽组织层;④肉芽组织层下为较致密纤维结缔组织及玻璃样变,肌层部分破坏消失即为瘢痕组织层。

(4)诊断要点　胃黏膜及黏膜下层凹陷缺损,溃疡底部可见典型的四层结构。

3.急性普通型肝炎

(1)低倍　可见肝组织的肝小叶、汇管区等结构,肝细胞广泛细胞水肿,肝细胞肿胀,排列拥挤,肝窦受压变窄;坏死轻微,为点状坏死;汇管区及坏死区有少量炎细胞浸润(彩图18)。

(2)高倍　肝细胞发生细胞水肿,肝细胞肿大,胞质疏松、淡染,即胞质疏松化,部分肝细胞明显肿胀变圆,胞质透明呈空泡状,即气球样变;肝细胞坏死累及1~2个肝细胞,即点状坏死;间质有少量淋巴细胞、浆细胞浸润。

(3)诊断要点　肝细胞广泛变性,坏死轻微(点状坏死)。

4.急性重型肝炎

(1)低倍　可见肝组织的肝小叶、汇管区等结构,可见肝小叶结构破坏,有大片红染的坏死区,肝细胞广泛大片坏死、消失,极少肝细胞残留,几乎无肝细胞再生。

(2)高倍　①肝细胞广泛大片坏死、消失,肝小叶网状支架塌陷;②肝小叶周边见少数残存的肝细胞并发生了细胞水肿,极少肝细胞残留;③肝窦相对扩大,充血、出血;④坏死区、汇管区见大量淋巴细胞和中性粒细胞浸润。

(3)诊断要点　肝细胞广泛大片坏死,肝细胞再生不明显。

5.亚急性重型肝炎

(1)低倍　可见肝组织的肝小叶、汇管区等结构,见肝小叶结构破坏,有红染的坏死区,肝细胞广泛大片坏死、消失,也可见再生的肝细胞团及纤维组织增生。

(2)高倍 ①肝细胞大片溶解坏死、消失;②纤维组织增生和再生肝细胞团,再生肝细胞体积大,核大、深染,可见到双核;③坏死区有大量淋巴细胞和中性粒细胞浸润。

(3)诊断要点 既有肝细胞大片坏死,又有再生肝细胞及纤维组织增生。

6.门脉性肝硬化

(1)低倍 ①正常肝小叶结构破坏,代之许多大小不等、圆形或类圆形肝细胞团即假小叶组成;②假小叶周边由增生的纤维组织分隔包绕而形成纤维间隔(彩图17)。

(2)高倍 ①假小叶结构特点:肝细胞索排列紊乱,仍可见变性的肝细胞及再生的肝细胞,中央静脉缺如、偏位或有两个以上;②纤维间隔较窄,分布均匀,其中见小胆管增生(数目增多)及少量慢性炎细胞浸润。

(3)诊断要点 正常肝小叶结构代之许多假小叶,纤维间隔较窄,分布均匀。

7.食管鳞状细胞癌

(1)低倍 可见食管的未角化复层扁平上皮、食管腺等结构。食管的复层鳞状上皮异型增生突破黏膜层,侵入黏膜下层及肌层。

(2)高倍 ①癌组织呈条索状、片块状或巢状散在分布,部分癌巢中央有红色无结构呈同心圆状角化物质(角化珠);②癌巢内细胞异型性明显,核大小不等,呈圆形、卵圆形或不规则形,染色深,核仁增大,核分裂象多见;③癌巢之间有结缔组织分割,实质与间质分界清楚。

(3)诊断要点 食管的复层鳞状上皮异型增生突破黏膜层,侵入黏膜下层及肌层,癌组织呈条索状、片块状或巢状分布;癌细胞异型性大,部分癌巢中心有角化珠。

8.胃腺癌

(1)低倍 可见胃组织的胃小凹等结构,胃黏膜上皮及腺上皮异型增生突破基底膜,部分破坏黏膜层,侵入黏膜下层和肌层。

(2)高倍 癌细胞排列成大小不等、形状不规则的腺腔样结构;癌细胞层次增多,结构紊乱,核大深染,核分裂象多见。

(3)诊断要点 胃黏膜上皮及腺上皮异型增生突破基底膜,部分破坏黏膜层,侵入黏膜下层和肌层;癌细胞排列成大小不等、形状不规则的腺样结构,癌细胞层次增多;细胞异型性明显。

9.肝癌(肝细胞型)

(1)低倍 可见肝组织的肝小叶、汇管区等结构,异型增生的细胞排列成小梁状侵入肝组织内,似肝细胞索,以血窦为间质。部分区域细胞呈大片坏死。

(2)高倍 细胞异型性明显,细胞体积大,呈多边形,胞质丰富,颗粒状,嗜酸性,核大,呈圆形、椭圆形或不规则形,核膜清晰,核仁粗大、红染。可见特大多核瘤巨细胞,少数癌细胞质内可见胆色素。

(3)诊断要点 异型增生的细胞排列成小梁状侵入肝组织内,以血窦为间质;细胞异型性明显,胞质丰富,颗粒状。

(三)临床病理讨论

1.病例一

病史摘要:患者,男性,30岁。突发右下腹剧痛12h,于4月25日急诊入院。

患者于入院前一天下午,因家庭琐事争吵,晚餐饮酒,入睡时感胃部不适。约至午夜,突感右下腹部剧痛,呈持续性,顿感心跳加快,全身出冷汗。腹痛 2h 后,出现频繁呕吐,腹痛由右下腹逐渐扩展至全腹,患者自感发热,小便短赤,经当地卫生所诊断为"急性阑尾炎穿孔并发急性弥漫性腹膜炎",转来本院。

患者既往无右下腹痛病史,自 25 岁起常有"心窝部"疼痛,嗳气、反酸频繁,服复方氢氧化铝(胃舒平)等胃药能缓解,但常反复发作。去年春天曾解出柏油状大便,经检查大便隐血试验呈强阳性。

体格检查:体温 38.5℃,脉搏 90 次/min,血压 130/85mmHg。患者呈急性病容,面色苍白,四肢湿冷。心肺检查无异常。皮肤无黄染及出血点。腹部略膨隆,腹肌紧张,无明显压痛及反跳痛,未闻及肠鸣音。

实验室检查:红细胞计数 4.0×10^{12}/L,白细胞计数 13.5×10^9/L,中性粒细胞 90%,淋巴细胞 10%。

X 线检查:全部肠襻明显充气。膈下游离气体可疑。

治疗经过:入院后立即剖腹探查,打开腹腔,未闻及粪臭,有黄色浑浊的液体,总量约 500mL。于胃小弯距离幽门约 2cm 处见到一直径为 2cm 的圆形穿孔,遂做胃次全切除术,住院 21d,痊愈出院。

讨论:

(1)本病例的诊断是什么? 依据何在?

(2)为什么起病时很像急性阑尾炎的症状?

(3)是否发生休克? 属哪种类型的休克?

2.病例二

病史摘要:患者,男,47 岁,农民。浮肿、腹胀 3 个月,近一周加重。

现病史:患者于 4 年前患肝炎,屡经治疗,反复多次发病,这两年全身疲乏,不能参加劳动,并有下肢浮肿,近 3 个月腹部逐渐膨胀。一周前因过度劳累同时大量饮酒,腹胀加重。患者食欲不振,大便溏泻,每日 3~4 次,小便量少而黄。

既往史:患者常年嗜酒,除 4 年前患肝炎外无其他疾病。

体格检查:面色萎黄,巩膜及皮肤轻度黄染,颈部两处有蜘蛛痣。心肺未见异常,腹部胀满,腹围 93cm,有中等量腹水,腹壁静脉曲张,肝于肋缘下未触及,脾大,在左肋缘下 1.5cm,下肢有轻度浮肿。

实验室检查:红细胞计数 3.27×10^{12}/L,血红蛋白 70g/L,血清总蛋白 52.3g/L,白蛋白 24.2g/L,球蛋白 28g/L,黄疸指数 18U,麝香草酚浊度试验 18U,麝香草酚絮状试验(++),谷丙转氨酶 102U。

X 线食管吞钡检查:提示食管下段静脉曲张。

临床诊断:肝硬化(失代偿期)。

讨论:

(1)你是否同意本病的诊断,为什么?

(2)患者为什么出现腹壁静脉、食管下段静脉曲张? 请用病理知识解释。

(3)本患者的黄疸、腹水、浮肿、脾大是怎么产生的?

(4)本患者肝脏可能出现哪些肉眼和镜下改变?

五、作业

（1）观察并描述大体标本形态学变化。

（2）观察并描述病理切片的病变特征，并做出正确病理诊断。

（3）绘出门脉性肝硬化低倍镜下结构图，标注：假小叶、纤维间隔。

（4）完成临床病理讨论分析报告。

实验八　泌尿系统疾病

一、实验目的和要求

(1)掌握急性弥漫性增生性肾小球肾炎、急进性(新月体性)肾小球肾炎、慢性肾小球肾炎的病理变化及临床病理联系。

(2)观察本次实验的大体标本和病理切片,描述病理变化特征。

(3)通过观察标本和切片,分析各病变对机体的影响,学会理论联系实际。

(4)完成临床病理讨论和分析。

二、实验用品

显微镜、大体标本、病理切片(表 8-1)。

表 8-1　实验材料

大体标本	病理切片
急性弥漫性增生性肾小球肾炎(大红肾)	急性弥漫性增生性肾小球肾炎
慢性肾炎(颗粒性固缩肾)	急进性(新月体性)肾小球肾炎
肾脓肿	膜性增生性肾小球肾炎
膀胱结石	慢性硬化性肾小球肾炎
肾盂结石	急性肾盂肾炎
肾积水(压迫性萎缩)	慢性肾盂肾炎
肾癌	肾透明细胞癌
膀胱乳头状癌	膀胱移行细胞癌

三、复习要求

复习相关组织、器官的正常结构以及已学的本章相关基础理论知识。

四、实验内容

(一)大体标本

1. 急性弥漫性增生性肾小球肾炎(大红肾)

为肾脏纵剖面标本,体积增大,被膜紧张,表面光滑充血,呈暗红色,表面可见散在粟粒大小的出血点,称为大红肾或蚤咬肾。切面见肾皮质增厚。

2. 慢性肾炎(颗粒性固缩肾)

为肾脏纵剖面标本,体积明显缩小,重量减轻,质地变硬,颜色灰白,表面呈弥漫性细颗粒状。切面见皮质萎缩变薄,皮、髓质分界不清,肾盂周围脂肪增多。

3. 肾脓肿

为肾脏纵剖面标本,肾脏肿大,表面凹凸不平,包膜有淤血及粘连。切面可见肾实质破坏,形成多个脓肿,脓液排出后形成多个空洞。

4. 膀胱结石

为膀胱纵剖面标本。

(1)磷酸盐结石:灰白色,表面光滑,质地硬,圆形或卵圆形,结石切面有核心(为细菌或脱落上皮等),呈同心圆状。

(2)草酸盐结石:棕褐色,质地硬,表面粗糙有刺,呈桑椹形,结石切面呈椭圆形。

5. 肾盂结石

为肾脏纵剖面标本,棕黄色或棕褐色,形状与肾盂形状相一致,似珊瑚或鹿角状。

6. 肾积水(压迫性萎缩)

为肾脏纵剖面标本,体积增大,切面可见肾盂、肾实质呈囊性扩张,囊内充满液体,壁薄。

7. 肾癌

为肾脏纵剖面标本,体积明显增大,上、下两极常见单个圆形肿块,直径 3～15cm。切面见肿块边缘清楚,有假包膜形成,呈红、黄、灰、白多种颜色交错的多彩性特征。

8. 膀胱乳头状癌

为膀胱纵剖面标本,腔内充满乳头状肿物,肿物基底固定,乳头较细,质松脆,易折断、出血。

(二)病理切片

1. 急性弥漫性增生性肾小球肾炎

(1)低倍　可见肾组织的肾小球、肾小管等结构。多数肾小球受累,肾小球体积增大,细胞数量增多,炎细胞浸润。

(2)高倍　①肾小球内细胞数明显增多,主要为增生的毛细血管内皮细胞和系膜细胞,伴少量中性粒细胞和单核细胞浸润;②肾小球毛细血管管腔狭窄或闭塞(红细胞少见);③肾小囊内可见渗出的中性粒细胞和淡红色的液体,也可见红细胞;④肾小管上皮细胞水肿,小管腔内可见红细胞、白细胞或蛋白管型;⑤肾间质毛细血管扩张充血,少量炎细胞浸润(彩图 19)。

(3)诊断要点 弥漫性肾小球体积增大,肾小球内毛细血管内皮细胞和系膜细胞增生。

2.急进性(新月体性)肾小球肾炎

(1)低倍 可见肾组织的肾小球、肾小管等结构。多数肾小球内可见新月体或环状体形成,肾小管上皮细胞水肿,肾间质充血,炎细胞浸润(彩图20)。

(2)高倍 ①大部分肾小球球囊壁层上皮细胞增生,呈多层排列,围绕毛细血管丛形成细胞性新月体或环状体,肾小管上皮细胞水肿;②部分肾小球体积缩小、纤维化、玻璃样变,所属肾小管萎缩;③部分肾小管管腔内可见红染管型;④肾间质充血水肿,炎细胞浸润。

(3)诊断要点 大部分肾小球球囊壁层上皮细胞增生形成新月体或环状体。

3.膜性增生性肾小球肾炎

(1)低倍 可见肾组织的肾小球、肾小管等结构。多数肾小球受累,肾小球体积增大,细胞数目增多。

(2)高倍 ①多数肾小球系膜细胞和系膜基质明显增多,系膜区增宽,使毛细血管丛呈分叶状;②增生的系膜细胞侵入基膜与血管内皮细胞之间,使肾小球基膜增厚,六胺银染可见增厚的基膜呈双轨状;③肾小管上皮细胞水肿,小管腔内有红细胞或蛋白管型。

(3)诊断要点 多数肾小球系膜细胞和内皮细胞增生,系膜细胞侵入基膜使肾小球基膜增厚,可见双轨状。

4.慢性硬化性肾小球肾炎

(1)低倍 可见肾组织的肾小球、肾小管等结构。大部分肾小球体积缩小,红染,部分肾小球相互靠拢出现"肾小球集中"现象,所属肾小管萎缩。部分肾小球代偿性肥大,肾小管扩张。

(2)高倍 ①大量肾小球纤维化或玻璃样变,体积缩小,相应肾小管萎缩、消失;②残存肾小球代偿性肥大,相应肾小管扩张,腔内含红色蛋白管型;③肾间质纤维组织增生,淋巴细胞浸润;④小动脉硬化,管壁增厚(彩图21)。

(3)诊断要点 大量肾小球纤维化、玻璃样变,所属肾小管萎缩、消失;残存肾小球代偿性肥大,相应肾小管扩张;肾间质纤维组织增生,淋巴细胞浸润。

5.急性肾盂肾炎

(1)低倍 可见肾组织的肾小球、肾小管等结构。肾小球及部分肾小管正常,可见肾间质内紫蓝色团块状或条索状病灶,即脓肿。部分肾小管管腔内充满了脓液。

(2)高倍 肾间质血管扩张充血,病灶内大量中性粒细胞和脓细胞浸润,病变的肾小管管腔内可见大量中性粒细胞和脓细胞。肾小球正常。

(3)诊断要点 肾间质内大小不等脓肿,肾小管管腔内充满脓液。

6.慢性肾盂肾炎

(1)低倍 可见肾组织的肾小球、肾小管等结构。病灶呈不规则片状,夹杂于相对正常的肾组织之间,肾盂、肾间质和肾小管局灶性淋巴细胞、浆细胞浸润和间质纤维化,肾间质和肾小管受累最重。

(2)高倍 ①肾盂、肾盏黏膜及黏膜下组织萎缩变薄或纤维性增厚,伴慢性炎细胞浸润;②肾间质有大量纤维组织增生,淋巴细胞、浆细胞和少量中性粒细胞浸润,形成淋巴滤泡;③病灶内部分肾小球萎缩、纤维化、玻璃样变,肾小管萎缩、坏死、消失。部分肾小球代偿性肥大,肾小管扩张,管腔内充满红染的胶样管型,形似甲状腺滤泡;④细动脉和小动脉发生玻璃样变和硬化。

（3）诊断要点　肾盂、肾间质和肾小管局灶性淋巴细胞、浆细胞浸润和间质纤维化。

7.肾透明细胞癌

（1）低倍　异型细胞增生浸润破坏肾实质,细胞排列成实性片状或腺泡状。间质少,富含毛细血管和少量纤维结缔组织,灶状坏死和出血也常见,并可见以淋巴细胞为主的炎细胞浸润。

（2）高倍　细胞异型性明显,主要由透明细胞构成,可见颗粒细胞。细胞较大,多角形,轮廓清楚,核小圆、居中,核分裂象易见。胞质丰富。透明细胞胞质淡染、透明,颗粒细胞胞质含嗜酸性颗粒。

（3）诊断要点　异型细胞增生浸润破坏肾实质,细胞排列成实性片状或腺泡状。细胞异型性明显,主要由透明细胞构成,核分裂象易见。

8.膀胱移行细胞癌

（1）低倍　可见膀胱组织的移行上皮、平滑肌等结构。膀胱移行上皮异型增生,细胞排列成不规则乳头状结构,可出现实性巢状和条索状,浸润于黏膜下层、肌层。

（2）高倍　细胞异型性明显,细胞层次增多,极性紊乱,核分裂象多见。

（3）诊断要点　膀胱移行上皮异型增生,细胞排列成不规则乳头状结构,可出现实性巢状和条索状,浸润于黏膜下层、肌层;细胞异型性明显,核分裂象多见。

（三）临床病理讨论

1.病例一

病史摘要:患者,男性,9 岁。主诉浮肿及尿少 10d,于 5 月 6 日入院。

现病史:10d 前发现两侧眼睑及阴囊肿胀,后波及全身,同时尿量亦随之减少,每日 2～3 次,每次约 50mL。患儿自幼常患感冒,半月前曾有咽痛病史。

体格检查:体温 37.2℃,脉搏 90 次/min,呼吸 32 次/min,血压 156/100mmHg。发育、营养一般,神志清,面色稍苍白,全身浮肿,咽红,两侧扁桃体肿大,肝脾未及,四肢及神经反射无异常。

实验室检查:尿量少,比重未测,蛋白(＋＋＋),红细胞(＋＋),透明管型(＋),颗粒管型(＋),人血清白蛋白 29g/L,球蛋白 33g/L,抗链球菌溶血素"O"1:625(正常为 1:500),血沉20mm/h,红细胞计数 $3.5×10^{12}$/L,血红蛋白 85g/L,白细胞计数 $6.0×10^9$/L,中性粒细胞 60%,淋巴细胞 32%,单核细胞 5%,嗜酸性粒细胞 3%。

入院后经低盐、抗感染及降血压等治疗,住院 53d,血压恢复正常,尿中红细胞及管型消失,蛋白微量,浮肿消退而出院。

讨论:

（1）本例患者所患何病? 诊断依据是什么?

（2）本例的结局如何?

2.病例二

病史摘要:患者,男性,37 岁。因夜间多尿 6 年,头昏、头痛 3 年,头痛加剧伴恶心、呕吐 7d 入院。

6 年前无诱因出现夜间多尿,每晚 7～9 次,尿量中等,无尿急、尿频、尿痛及水肿。3 年后出现头昏,两颞部跳痛,经检查血压 240/142mmHg。7d 前头痛加重,伴恶心、呕吐、乏力、尿少而入院。

体格检查:体温 37.2℃,脉搏 100 次/min,呼吸 18 次/min,血压 240/142mmHg。慢性病容,呼吸深慢;无发绀,呼气有氨臭味,右上臂皮肤有出血点。心肺(一),无心包摩擦音,肝在右肋下 1.5cm,两下肢无水肿。

实验室检查:血红蛋白 85g/L,红细胞计数 3.2×10^{12}/L,白细胞计数 12.7×10^9/L,中性粒细胞 85%,淋巴细胞 11%,单核细胞 2%,嗜酸性粒细胞 2%。尿比重 1.008,蛋白(+++),红细胞(++),颗粒管型 0~3 个/HP,透明管型 0~1 个/HP。尿培养无细菌生长。非蛋白氮 102.1mmol/L,二氧化碳结合力 13.8mmol/L。

诊断:1.慢性肾小球肾炎;2.慢性尿毒症。

经过:入院后血压较高,有肾功能衰竭、尿毒症,给予抗高血压药物及纠正酸中毒治疗,未能控制病情,住院 7d 后经抢救无效死于尿毒症。

讨论:

(1)本例诊断你是否同意? 依据是什么?

(2)若对本病例尸体进行解剖,会发现哪些病变?

(3)说明贫血、高血压、尿改变的机制。

3.病例三

病史摘要:患者,女性,28 岁,已婚。主诉畏寒发热 6d,腰酸、尿频、尿急 3d,于 9 月 16 日入院。

现病史:患者于 9 月 11 日开始出现畏寒、发热,体温 39℃以上,伴有头痛不适、恶心、食欲不振等。从 9 月 13 日起,出现腰部酸痛难忍,当晚全身出大汗,自感热度减退,但腰部酸痛较日间更甚,无放射性疼痛。当天解小便自感疼痛,排尿次数增多,每天可达 20 次左右,有尿意感时必须解小便,否则尿可流至裤内或床上。经当地医院诊治,病情未见好转,反而加剧,遂转至本院。

既往史:于今年 6 月在当地医院住院 10d,出院诊断为"膀胱炎"。出院后,每日解小便次数仍比往日增多,无尿痛。

体格检查:体温 40℃,脉搏 135 次/min,呼吸 25 次/min,血压 135/75mmHg,发育营养佳,神志清楚,呈急性病容。全身浅表淋巴结无肿大,无出血点。颈软,心肺无异常。腹部柔软,肝脾未及。右侧肾区有明显叩击痛。

实验室检查:红细胞计数 3.6×10^{12}/L,血红蛋白 90g/L,白细胞计数 17×10^9/L,中性粒细胞 85%,淋巴细胞 14%,嗜酸性粒细胞 1%。尿蛋白微量,红细胞(+),白细胞(+++)。早晨取清洁中段尿培养有大肠杆菌生长,菌落计数 11×10^4/mL。

入院后经抗生素等治疗,住院 28d,痊愈出院。

讨论:

(1)患者所患何病,诊断依据是什么?

(2)请分析膀胱炎与本次发病的关系。

(3)本例尿检未发现管型,为什么?

五、作业

（1）观察并描述大体标本形态学变化。

（2）观察并描述病理切片的病变特征，并做出正确病理诊断。

（3）绘出慢性硬化性肾小球肾炎高倍镜下结构图，标注：玻璃样变肾小球、萎缩的肾小管。

（4）完成临床病理讨论分析报告。

实验九　生殖系统与乳腺疾病

一、实验目的和要求

(1)掌握慢性子宫颈炎、宫颈上皮非典型增生的病理特点,子宫颈癌、乳腺癌的常见组织学类型、病理特点及临床病理联系。

(2)观察本次实验的大体标本和病理切片,描述病理变化特征。

(3)通过观察标本和切片,分析各病变对机体的影响,学会理论联系实际。

(4)完成临床病理讨论和分析。

二、实验用品

显微镜、大体标本、病理切片(表 9-1)。

表 9-1　实验材料

大体标本	病理切片
子宫腺肌病(弥漫型)	葡萄胎
子宫平滑肌瘤	侵蚀性葡萄胎
卵巢囊腺瘤	子宫绒毛膜癌
卵巢成熟畸胎瘤	子宫颈鳞癌(高分化)
子宫颈癌	乳腺浸润性导管癌
乳腺癌(浸润性导管癌)	卵巢黏液性囊腺瘤
葡萄胎	卵巢浆液性囊腺瘤
侵蚀性葡萄胎	前列腺增生症
绒毛膜上皮癌	前列腺癌
乳腺纤维腺瘤	
阴茎癌	
精原细胞瘤	

三、复习要求

复习相关组织、器官的正常结构以及已学的本章相关基础理论知识。

四、实验内容

(一)大体标本

1.子宫腺肌病(弥漫型)

为子宫纵剖面标本,从外部观察,子宫均匀增大,呈球形。切面可见增厚的子宫壁中弥漫性散在大小不等的小腔,呈灰白色,结构疏松。小腔隙周围可见平滑肌纤维呈漩涡状排列,与平滑肌瘤相似,故又称腺肌瘤,与周围肌层分界不如平滑肌瘤明显。

2.子宫平滑肌瘤

为子宫纵剖面标本,子宫肌层可见一圆形肿块,表面光滑,边界清楚,无包膜。切面灰白色,质地韧,可见编织状或漩涡状条纹。

3.卵巢囊腺瘤

(1)黏液性囊腺瘤 可见一囊状肿块,椭圆形,表面光滑,包膜完整。切面,一部分为实质,另一部分为多房囊腔,囊壁光滑,腔内充满黏稠液体。

(2)浆液性囊腺瘤 可见一囊状肿块,椭圆形,表面光滑,包膜完整。切面可见一个大的、两个小的囊腔,囊壁较薄、光滑,囊内含有清亮液体。

4.卵巢成熟畸胎瘤

为囊状肿瘤标本,囊内充满皮脂样物,囊壁上可见头节,表面附有毛发,可见牙齿。

5.子宫颈癌

(1)外生型 为子宫纵剖面标本,子宫颈外口见菜花样肿物,灰白色,并向子宫颈管内浸润生长。

(2)内生型 为子宫纵剖面标本,癌组织主要向宫颈深部浸润生长,使宫颈体积增大,前后唇增厚变硬,表面光滑,未见肿瘤,容易漏诊。

6.乳腺癌(浸润性导管癌)

为乳腺组织标本,切面可见一不规则结节状肿块,灰白色,质地较硬,有沙粒感,与周围组织分界不清,活动度差,见灰白色癌组织呈树根状侵入邻近组织内,可深达筋膜。外观可见乳头下陷并偏向一侧,皮肤呈橘皮样改变。

7.葡萄胎

为子宫纵剖面标本,子宫明显增大,宫腔内充满薄壁透明或半透明的囊状水泡,状似葡萄,水泡大小不一,直径在 0.1~1.0cm。

8.侵蚀性葡萄胎

为子宫纵剖面标本,可见水泡状绒毛侵入子宫肌层,形成局限性结节,有出血,可穿透子宫浆膜。

9.绒毛膜上皮癌

为子宫纵剖面标本,子宫明显增大,在子宫底可见出血性结节,呈暗红色,质地软,见出血、坏死。

10.乳腺纤维腺瘤

为乳房剖开标本,可见一球形肿块,与周围组织界限清楚,有完整的包膜,切面呈灰白色,质地韧,黏液样外观,呈分叶状,可见裂隙样区域。

11.阴茎癌

为阴茎标本,冠状沟可见菜花状肿物,界限不清,切面呈灰白色,干燥,表面溃烂。

12.精原细胞瘤

为睾丸剖开标本,可见球形或分叶状肿物,与周围无粘连。切面呈实体性,灰白色或淡黄色,质地均匀,常有出血、坏死。

(二)病理切片

1.葡萄胎

(1)低倍　可见由合体滋养层(外层)、细胞滋养层(内层)和间质构成的胎盘绒毛。胎盘绒毛体积大,绒毛间质高度水肿,间质内血管减少或消失,滋养层细胞增生。

(2)高倍　绒毛表面的细胞滋养层细胞和合体滋养层细胞增生活跃,有的形成团块。合体滋养层细胞体积大,形状不规则,胞质红染,多核,核深染而不规则。细胞滋养层细胞呈立方状或多边形,胞质淡染,胞膜清楚,核居中、圆形或椭圆形、细颗粒状。

(3)诊断要点　①绒毛间质高度水肿,间质内血管减少或消失;②滋养层细胞增生。

2.侵蚀性葡萄胎

(1)低倍　可见肿大的水泡状绒毛,滋养层细胞明显增生呈片块状,以血窦为间质,部分出血坏死,并有完整的水泡状绒毛浸润、破坏子宫肌层。

(2)高倍　滋养层细胞增生,以细胞滋养层细胞增生为主,细胞有一定异型性,常见出血、坏死。

(3)诊断要点　①绒毛侵入子宫肌层;②滋养层细胞明显增生,有一定异型性。

3.子宫绒毛膜癌

(1)低倍　可见子宫腺、平滑肌等子宫组织。子宫肌层内可见出血坏死性结节,出血坏死性结节中见大量成片滋养层细胞异型增生,肌层大片溶解坏死,未见水泡状绒毛。

(2)高倍　异型增生的滋养层细胞由分化差的细胞滋养层细胞和合体滋养层细胞构成,两种细胞混合排列成巢状或条索状,细胞高度异型性,核分裂象和病理性核分裂象多见,并伴有显著出血、坏死。

(3)诊断要点　①子宫肌层内有大量异型增生的滋养层细胞,细胞高度异型性,核分裂象和病理性核分裂象多见;②无水泡状绒毛结构,无间质和血管;③肌层大片溶解坏死。

4.子宫颈鳞癌(高分化)

(1)低倍　可见部分正常宫颈鳞状上皮。异型增生的鳞状上皮突破基底膜向下浸润性生长,排列成大小不等、片状或条索状,境界清楚,有出血、坏死,周围为纤维结缔组织间质,间质中常有浆细胞和淋巴细胞浸润(彩图22)。

(2)高倍　细胞异型性明显,癌细胞大小不一,癌巢中央有粉红色呈同心圆排列的角化珠,可见细胞间桥。核分裂象和病理性核分裂象多见。

(3)诊断要点　①部分异型增生的鳞状上皮突破基底膜向下浸润性生长,形成癌巢;②癌巢中央有角化珠,可见细胞间桥。

5.乳腺浸润性导管癌

(1)低倍　可见乳腺组织的导管和腺泡结构,部分异型增生的导管上皮细胞突破导管基膜向间质浸润生长,细胞排列成实性巢状或条索状,部分排列成管状,伴有坏死,间质为少量纤维组织和血管。在镜下不同视野,根据实质与间质的比例分为以下三种类型:实质多、间质少,间质内无明显淋巴细胞浸润,称为不典型髓样癌;实质少、间质多称为硬癌;实质与间质大致相等称为单纯癌(彩图23)。

(2)高倍 细胞大小形态各异,多形性较明显,核大深染,核分裂象多见,可见局部肿瘤细胞坏死,实质少,无明显淋巴细胞浸润。

(3)诊断要点 ①异型增生的导管上皮细胞突破导管基膜向周围组织浸润生长;②细胞排列成实性巢状或条索状,间质少;③癌细胞高度异型性,多形性较明显,核分裂象多见,可见病理性核分裂象。

6.卵巢黏液性囊腺瘤

(1)低倍 由卵巢纤维结缔组织构成囊壁,囊腔表面由单层高柱状上皮被覆,无间质浸润。

(2)高倍 单层高柱状上皮,细胞核位于基底部,核上部胞质内充满黏液,无纤毛,细胞无异型性,大小形态比较一致,无核分裂象。

(3)诊断要点 由卵巢纤维结缔组织构成囊壁,囊腔表面由单层高柱状上皮被覆,胞质内充满黏液,细胞无异型性,无间质浸润,无核分裂象。

7.卵巢浆液性囊腺瘤

(1)低倍 由卵巢纤维结缔组织构成囊壁,囊腔表面由单层立方或矮柱状上皮被覆,有纤毛,可见乳头状结构,无间质浸润。

(2)高倍 单层立方或矮柱状上皮,有纤毛,与输卵管上皮相似,细胞无异型性,大小形态比较一致,无核分裂象。

(3)诊断要点 由卵巢纤维结缔组织构成囊壁,囊腔表面由单层立方或矮柱状上皮被覆,有纤毛,与输卵管上皮相似,胞质内充满黏液,细胞无异型性,无间质浸润,无核分裂象。

8.前列腺增生症

(1)低倍 可见前列腺组织的黏膜下腺、黏膜腺、主腺等结构。前列腺腺体、平滑肌和纤维组织呈不同程度增生,增生的腺体和腺泡相互聚集或在增生的间质中散在随机排列,腺上皮增生活跃,呈乳头状突入腺腔或扩张成囊。

(2)高倍 腺上皮由两层细胞构成,内层细胞呈柱状,外层细胞呈立方形或扁平形,核位于基底部,排列整齐,周围由完整的基膜包绕,腺腔中可见红染同心圆状淀粉样小体,间质中可有淋巴细胞浸润。

(3)诊断要点 前列腺腺体、平滑肌和纤维结缔组织增生,腺体滤泡数目增多,腺腔扩张,可见红染同心圆状淀粉样小体。

9.前列腺癌

(1)低倍 可见前列腺组织的黏膜下腺、黏膜腺、主腺等结构。异型增生的前列腺上皮细胞突破基底膜向前列腺组织内浸润性生长。高分化腺癌,癌细胞排列成大小不等的腺样结构,颇似前列腺增生腺体;中分化腺癌,癌细胞排列成腺样结构,但腺体排列较紊乱;低分化腺癌,癌细胞排列成实性团块或条索状,细胞异型性明显。

(2)高倍 癌细胞体积小,呈多角形、立方形或柱状;胞质中等量,粉红染或透明,或空泡状;核深染,可见不同程度的核分裂象。

（3）诊断要点　异型增生的前列腺上皮细胞突破基底膜向前列腺组织内浸润性生长,细胞呈腺泡状、团块状或条索状排列,癌细胞体积小、核深染,有不同程度的异型性。

（三）临床病理讨论

病史摘要：患者,女,60岁。1年前有不规则阴道出血及大量恶臭白带。半年前开始腹痛,有脓血便,量不多,每日3～4次,同时有里急后重感,无发热,食欲尚可。3个月前左下肢肿胀并伴腰骶部疼痛,小便正常,无咳嗽、咳痰。30年前曾有结核病史。

体格检查：血压150/90mmHg,轻度贫血貌,体质消瘦,心肺（一）。腹稍胀,下腹部有压痛,左侧腹股沟有1个不规则肿块,固定不易推动,下腹壁及左下肢水肿。肛门指诊：直肠前壁可触及一稍硬而不规则的肿块,有压痛,指套带血。妇科检查：外阴水肿,阴道不规则狭窄,宫颈外口有一菜花状肿物突入阴道,并浸润阴道壁。活检：病理报告为鳞状细胞癌。

实验室检查：血常规：血红蛋白85g/L,白细胞计数$5.6×10^9$/L,中性粒细胞72%,淋巴细胞28%。大便常规：脓血便,红细胞（＋＋＋）,脓细胞（＋）,白细胞（＋＋）。

讨论：

（1）该患者应诊断为什么病?

（2）脓血便的原因是什么?

五、作业

（1）观察并描述大体标本形态学变化。

（2）观察并描述病理切片的病变特征,并做出正确病理诊断。

（3）绘出乳腺癌高倍镜下结构图,标注：癌巢、间质。

（4）完成临床病理讨论分析报告。

实验十　内分泌系统疾病

一、实验目的和要求

（1）掌握地方性甲状腺肿、甲状腺功能亢进、甲状腺腺瘤及甲状腺癌的分类和病理变化，糖尿病的分类、病理变化及临床病理联系。

（2）观察本次实验的大体标本和病理切片，描述病理变化特征。

（3）通过观察标本和切片，分析各病变对机体的影响，学会理论联系实际。

（4）完成临床病理讨论和分析。

二、实验用品

显微镜、大体标本、病理切片（表 10-1）。

表 10-1　实验材料

大体标本	病理切片
胶样甲状腺肿	胶样甲状腺肿
结节性甲状腺肿	结节性甲状腺肿
甲状腺腺瘤	毒性甲状腺肿
	甲状腺乳头状癌

三、复习要求

复习相关组织、器官的正常结构以及已学的本章相关基础理论知识。

四、实验内容

（一）大体标本

1.胶样甲状腺肿

为甲状腺标本，甲状腺呈弥漫性对称性肿大，表面光滑，切面呈均质棕褐色，半透明胶冻状。

2.结节性甲状腺肿

为甲状腺标本，甲状腺肿大，有多个结节，结节大小不一，无包膜或包膜不完整，切面见出血、坏死、囊性变、钙化和瘢痕形成。

3. 甲状腺腺瘤

为甲状腺标本,可见一圆形肿块,包膜完整,与周围正常组织分界清楚,常挤压周围正常组织。切面为实性,呈暗红色或棕黄色,可见出血、囊性变、钙化和纤维化。

(二)病理切片

1. 胶样甲状腺肿

(1)低倍　可见甲状腺滤泡等甲状腺组织,滤泡明显扩大,腔内充满大量胶质(染色较正常深)。

(2)高倍　大部分滤泡上皮细胞呈立方状或因受压而变扁平,部分上皮增生,可有小滤泡或假乳头形成。间质无明显改变。

(3)诊断要点　①滤泡腔扩大,腔内充满大量胶质;②滤泡上皮变扁平。

2. 结节性甲状腺肿

(1)低倍　可见甲状腺组织的甲状腺滤泡和滤泡中央胶质。病变部位多样化;部分甲状腺滤泡上皮增生;部分滤泡上皮复旧或萎缩,胶质贮积,间质纤维组织增生、间隔包绕形成大小不一的结节状病灶。

(2)高倍　增生的滤泡上皮向腔内呈柱状或乳头状,小滤泡形成,含胶质少;复旧或萎缩的滤泡上皮变扁平,胶质贮积。

(3)诊断要点　①部分甲状腺滤泡上皮增生,小滤泡形成,胶质少;②部分滤泡上皮复旧或萎缩,胶质贮积;③间质纤维组织增生、间隔包绕形成大小不一的结节状病灶。

3. 毒性甲状腺肿

(1)低倍　可见甲状腺滤泡等结构为甲状腺组织。甲状腺滤泡上皮明显增生;滤泡腔内胶质稀薄,滤泡边缘部胶质出现许多上皮细胞的吸收空泡;间质血管丰富。

(2)高倍　滤泡上皮增生呈高柱状,有的呈乳头状增生,并有小滤泡形成;滤泡边缘部胶质内出现许多上皮细胞的圆形空泡,示胶质被吸收现象;间质血管扩张充血,有大量淋巴组织增生并有淋巴滤泡形成。

(3)诊断要点　①甲状腺滤泡上皮明显增生,有的乳头状增生,并有小滤泡形成;②滤泡腔内胶质稀薄,周边胶质内出现许多上皮细胞的吸收空泡。

4. 甲状腺乳头状癌

(1)低倍　甲状腺滤泡上皮异型增生,细胞排列成乳头状,乳头分支多,乳头中心有纤维血管间质,间质内常见同心圆状的钙化小体,即沙粒体。

(2)高倍　乳头上皮呈单层或多层,癌细胞分化程度不一,核染色质少,常呈透明或毛玻璃状,有核沟,无核仁。

(3)诊断要点　①甲状腺滤泡上皮异型增生,细胞排列成乳头状,乳头分支多;②乳头上皮呈单层或多层,核染色质少,常呈透明或毛玻璃状,有核沟,无核仁;③间质内常见同心圆状的钙化小体,即沙粒体。

(三)临床病理讨论

病史摘要:患者,女,46岁,家住农村,颈部肿物已多年,近来体积逐渐增大,并出现吞咽困难、声音嘶哑等压迫症状而入院就诊。

体格检查：甲状腺明显肿大，表面触及多个结节，检测甲状腺功能无明显变化。行甲状腺切除术，标本送病理检查：肉眼见肿大的甲状腺表面及切面有大小不一、数目不等的结节，境界清楚，无包膜。镜下可见甲状腺滤泡大小不一，有高度扩张充满胶质的滤泡，有不含胶质的小滤泡，间质纤维增生。

讨论：

（1）根据以上资料做出诊断，并提出诊断依据。

（2）患者患病的原因是什么？

（3）患者为什么会出现吞咽困难、声音嘶哑等压迫症状？

（4）导致甲状腺出现结节的疾病还有哪些？

（5）本病与甲状腺瘤如何区别？

五、作业

（1）观察并描述大体标本形态学变化。

（2）观察并描述病理切片的病变特征，并做出正确病理诊断。

（3）绘出结节性甲状腺肿的高倍镜下结构图，标注：滤泡、胶质。

（4）完成临床病理讨论分析报告。

实验十一　传染病和寄生虫病

一、实验目的和要求

（1）掌握结核病的基本病变、肺结核的类型及病变特点；肠伤寒、细菌性痢疾、流行性脑脊髓膜炎、流行性乙型脑炎、梅毒、艾滋病的病理变化及临床病理联系。

（2）观察本次实验的大体标本和病理切片，描述病理变化特征。

（3）通过观察标本和切片，分析各病变对机体的影响，学会理论联系实际。

（4）完成临床病理讨论和分析。

二、实验用品

显微镜、大体标本、病理切片（表 11-1）。

表 11-1　实验材料

大体标本	病理切片
肺原发综合征	粟粒性肺结核
粟粒性肺结核	肠伤寒
肺结核及结核性胸膜炎	细菌性痢疾
慢性纤维空洞型肺结核	流行性脑脊髓膜炎
肾结核	流行性乙型脑炎
细菌性痢疾（假膜性炎）	尖锐湿疣
肠阿米巴痢疾	
肠伤寒	
梅毒性主动脉炎	
尖锐湿疣	

三、复习要求

复习相关组织、器官的正常结构以及已学的本章相关基础理论知识。

四、实验内容

(一)大体标本

1.肺原发综合征

为儿童肺切除标本,在右肺上叶下部近肺膜处可见一个圆形干酪样坏死灶,直径约1cm,灰黄色,即原发灶。肺门淋巴结肿大,切面灰黄色,即肺门淋巴结结核。原发灶、结核性淋巴管炎、肺门淋巴结结核合称原发综合征,是原发性肺结核的典型病变。

2.粟粒性肺结核

为肺组织标本,切面可见大量弥散分布的灰黄色、灰白色粟粒结节,微隆起于表面,伴有干酪样坏死。

3.肺结核及结核性胸膜炎

为表面覆盖部分胸膜的肺组织标本,肺上叶的肺尖呈灰白色渗出性结核病灶,病灶向肺下叶扩散,可见散在的灰白色渗出病灶及干酪样坏死,越向下病灶越小,胸膜有大量灰白色絮状纤维蛋白渗出,且增厚。气管与支气管黏膜有结核性溃疡。

4.慢性纤维空洞型肺结核

为肺叶标本,切面见肺尖部有两个圆形空洞,大小不一,不规则,洞壁较厚;其他部位有支气管扩散形成的结核病灶。

5.肾结核

为肾脏标本,体积增大,变形,表面凹凸不平,呈大小不等囊状。切面见肾的结构大部分被破坏而形成的多个空洞,内有大量干酪样坏死物,部分已脱落,并伴有灰白色钙化灶。

6.细菌性痢疾(假膜性炎)

为一段结肠标本,肠黏膜面可见一层白色糠皮样假膜,部分假膜脱落形成大小不等、形状不规则的浅表溃疡。

7.肠阿米巴痢疾

为一段结肠标本,结肠黏膜面见散在分布细小灰黄色斑点状溃疡,溃疡呈圆形或卵圆形、大小不等、口小底大烧瓶状,边缘不规则,其下方潜行性,溃疡之间的肠黏膜接近正常,但底部可能形成隧道样相互沟通。

8.肠伤寒

为一段回肠标本,回肠黏膜面见圆形或椭圆形溃疡,溃疡的长轴与肠的长轴相平行。溃疡边缘稍隆起,底部高低不平,可见暴露的肠壁肌层。

9.梅毒性主动脉炎

为主动脉纵剖面标本,主动脉内膜表面呈弥漫分布的微细而深陷的树皮状皱纹。

10.尖锐湿疣

为阴茎标本,可见阴茎冠状沟有疣状颗粒,灰褐色,质地软,表面凹凸不平。

(二)病理切片

1.粟粒性肺结核

(1)低倍　可见肺泡腔、肺泡壁及细支气管等肺组织结构,肺组织内可见多个实变结节状病灶,即结核结节。结节中央为干酪样坏死,周围为上皮样细胞、朗汉斯巨细胞,以上皮样细胞为主,外周为增生纤维组织及淋巴细胞,可见坏死、出血(彩图24)。

(2)高倍　①干酪样坏死,呈红染、无结构的细颗粒状物;②朗汉斯巨细胞,细胞体积较大,形状不规则,细胞核多个,呈马蹄形或环状排列在胞质的周边;③上皮样细胞呈短梭形,胞质丰富,淡染,境界不清,核呈椭圆形。

(3)诊断要点　肺组织内可见特征性病变结核结节。

2.肠伤寒

(1)低倍　见回肠淋巴滤泡等组织结构。回肠黏膜及黏膜下层可见淋巴滤泡内大量巨噬细胞增生形成伤寒肉芽肿(小结);部分黏膜受累及,形成小溃疡;肠壁各层均充血水肿,少量淋巴细胞浸润。

(2)高倍　巨噬细胞体积大,呈圆形或椭圆形,胞质丰富,淡染,边界清楚。核圆形或肾形,位于中央或偏于一侧,核膜清楚,染色质颗粒细,有小核仁。其中有的巨噬细胞吞噬红细胞、淋巴细胞、细胞碎片,即伤寒细胞。

(3)诊断要点　回肠黏膜及黏膜下层可见淋巴滤泡内大量巨噬细胞增生形成伤寒肉芽肿(小结)。

3.细菌性痢疾

(1)低倍　见结肠黏膜上皮等组织结构。部分结肠黏膜浅表坏死,黏膜上皮及腺体消失,大量纤维素渗出形成假膜。黏膜各层均充血、水肿、点状出血,中性粒细胞及巨噬细胞浸润。部分假膜脱落。

(2)高倍　假膜由渗出的大量纤维素、中性粒细胞、红细胞、坏死黏膜及细菌等构成,在黏膜下层、肌层、浆膜层有大量炎细胞浸润。

(3)诊断要点　结肠黏膜形成由渗出的大量纤维素、中性粒细胞、红细胞、坏死黏膜及细菌等构成的假膜。

4.流行性脑脊髓膜炎

(1)低倍　可见到大脑实质及表面的蛛网膜,病变部位蛛网膜血管高度扩张充血,蛛网膜下腔显著增宽,充满大量炎性渗出物。脑实质轻度充血水肿。

(2)高倍　蛛网膜上可见大量中性粒细胞浸润,蛛网膜下腔炎性渗出物以中性粒细胞为主,还有纤维素及少量淋巴细胞、巨噬细胞。

(3)诊断要点　大脑蛛网膜扩张充血,蛛网膜上可见大量中性粒细胞浸润,腔内充满以中性粒细胞为主的炎性渗出物。

5.流行性乙型脑炎

(1)低倍　可见大脑实质部分。大脑实质神经细胞变性坏死,形成筛网状软化灶,胶质细胞增生。脑血管扩张、充血,淋巴细胞、单核细胞和浆细胞浸润。

(2)高倍　①神经细胞变性坏死:神经细胞肿胀,胞突消失,尼氏体消失,核多偏于一边,有的浓缩、溶解。小胶质细胞侵入坏死的神经细胞内,即噬神经细胞现象。变性坏死的神经细胞周围常有增生的少突胶质细胞围绕,即神经细胞卫星现象;②脑组织的局灶性液化性坏死,形成质地疏松、染色淡的圆形或椭圆形筛网状病灶,形成软化灶;③小血管或坏死的神经细胞周围,小胶质细胞弥漫性增生形成胶质细胞结节。淋巴细胞、单核细胞和浆细胞浸润围绕血管周围间隙形成"袖套状浸润"。

（3）诊断要点　大脑实质的神经细胞变性坏死,形成软化灶。

6.尖锐湿疣

（1）低倍　可见皮肤的表皮和真皮等结构。皮肤鳞状上皮乳头状增生,角质层轻度增厚,角化不全,棘层肥厚;真皮层毛细血管和淋巴管扩张,大量慢性炎细胞浸润。

（2）高倍　鳞状上皮乳头状增生,颗粒层和棘层上部细胞可见凹空细胞。凹空细胞较正常细胞大,胞质呈空泡状、染色淡,核增大居中,呈圆形、椭圆形或不规则形、染色深,可见双核或多核,核周胞质空化或有空晕。真皮内明显充血水肿,周围有较多的淋巴细胞、浆细胞浸润。

（3）诊断要点　鳞状上皮乳头样增生,伴角化不全和棘层肥厚,可见凹空细胞。

（三）临床病理讨论

1.病例一

病史摘要:患者,女,36 岁。因头痛、呕吐、发热急诊入院。患者于 20 多天前因受冷感冒而头疼,伴寒战、高热（体温不详）,后来头痛加重,跳痛,尤其前额部明显。10d 前开始出现喷射性呕吐,呕吐物为食物残渣,无血。当地医院诊断为"流感",予以相应治疗（具体用药不详）,症状未见明显改善。2d 前双下肢麻木,乏力,急诊入院。既往无特殊病史。

体格检查:体温 40℃,脉搏 110 次/min。慢性病容,消瘦,嗜睡,神志恍惚,不合作。双眼无水肿,瞳孔对称等大,对光反射存在。心肺检查未发现异常,腹部稍凹陷,全腹有压痛。浅反射及腹壁反射减弱,浅感觉存在,膝反射及跟腱反射未引出,颈强直,克氏征、布氏征阳性。

实验室检查:白细胞计数 9.2×10^9/L,中性粒细胞 50%,淋巴细胞 14%。脑脊液压力高,细胞数高,查见抗酸杆菌。X 线检查:双肺上部各有一结节状阴影,边缘见模糊的云雾状阴影。

讨论:

（1）根据所学知识做出诊断,并说明诊断依据。

（2）根据病理学知识解释相应症状、体征、化验结果。

2.病例二

病史摘要:患者,男,18 岁。发热 8d,解红色大便一次,于 5 月 21 日入院。患者 8d 前开始发热,每天下午体温高达 39.5℃,下半夜体温下降,上午体温 38℃左右。同时伴有腹泻,大便稀薄,每天 2～3 次。今日解红色大便一次。

体格检查:急性病容,表情淡漠。体温 39.1℃,脉搏 90 次/min,呼吸 25 次/min,血压 112/70mmHg。肝肋下 1.5cm,质软稍有压痛。脾肋下 1cm,质软。

实验室检查:白细胞计数 5.4×10^9/L,中性粒细胞 65%,嗜酸性粒细胞 2.8%。肥达试验"O"凝集效价 1:320,"H"凝集效价 1:160（"O"凝集效价 1:80 以上,"H"凝集效价 1:160以上有诊断意义）。血培养见伤寒杆菌。

住院经过:入院后绝对卧床休息,给予少量流质、止血及抗生素治疗。5月27日,食欲好转。6月3日患者家长带来爱吃的炒猪肝,中午进食量较多,下午感腹胀明显,傍晚突然右下腹剧痛,难以忍受,伴恶心呕吐,面色苍白。检查:腹肌紧张,右下腹压痛、反跳痛明显。体温38.5℃,白细胞计数 $15 \times 10^9/L$,中性粒细胞 86%。X线腹部透视见膈下有游离气体。立即转院手术,术中见回肠下端穿孔,直径 0.5cm,予以修补并清除腹腔内容物。住院 35d,痊愈出院。

讨论:

(1)患者患的是什么病?

(2)解红色大便有什么重要性?

(3)患者为什么会发生肠穿孔? 应吸取什么教训?

五、作业

(1)观察并描述大体标本形态学变化。

(2)观察并描述病理切片的病变特征,并做出正确病理诊断。

(3)绘出粟粒性肺结核(结核结节)高倍镜下结构图,标注:干酪样坏死、朗汉斯巨细胞、上皮样细胞。

(4)完成临床病理讨论分析报告。

实验十二　动物实验的基本操作技术

一、实验目的和要求

（1）掌握大鼠、小鼠、家兔的抓取、固定与编号。
（2）掌握大鼠、小鼠、家兔的给药、麻醉、手术、处死等方法与技术。
（3）了解其他动物实验方法与技术。
　　动物实验的基本操作技术是基本功，医学生必须掌握。在病理学与病理生理学实验中常用的基本操作技术包括实验动物的抓取、固定、编号、给药、麻醉、手术、处死等。

二、实验动物的抓取、固定、给药方法

　　正确掌握抓取和固定动物的方法，可以防止动物过度挣扎受伤，并可避免被咬伤，使其保持在安静状态下，顺利进行各项实验。
　　在病理学与病理生理学动物实验中，最常用的动物有小鼠、大鼠和家兔，现分别介绍抓取、固定、给药方法。
　　1. 小鼠
　　右手将鼠尾抓住提起，放在较粗糙的台面或鼠笼上，在其向前爬行时，向后拉尾，用左手拇指和食指抓住小鼠的两耳和头颈部皮肤[图 12-1(A)]，将其置于左手心中，拉直四肢并用其余三指和掌心夹住背部皮肤，压紧尾和后肢[图 12-1(B)]，右手即可做注射或其他实验操作。取尾血和进行尾静脉注射时，可将小鼠固定在金属或木制的固定器上。

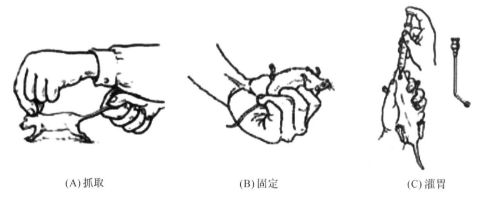

　　(A)抓取　　　　　　　　　　(B)固定　　　　　　　　　　(C)灌胃

图 12-1　小鼠抓取、固定和灌胃

　　（1）灌胃（po）　能准确掌握给药量、给药时间、发现和记录症状出现时间及经过。但每天强制性操作和定时给药会对动物造成一定程度的机械性损伤和心理影响。为减少不良影

响,必须熟练掌握灌胃技术。操作前,将灌胃针接在注射器上,大致测试一下从口腔至胃(最后一根肋骨后缘)的长度,以估计胃管插入深度。成年动物插管深度一般是:小鼠 3cm,大鼠 5cm。操作时,将小鼠固定,右手持装有灌胃针的注射器,自嘴角处插入口腔,沿上腭缓缓插至所需深度[图 12-1(C)]。插管时注意动物的反应,若动物反应剧烈,应拔出灌胃针,检查食管是否有损伤,并重新操作,以免穿破食管或误入气管,造成动物死亡。常用灌注量:小鼠 0.2～1mL,大鼠 1～4mL。

(2)皮下注射(ih) 注射时固定动物,用左手轻轻抓起皮肤,右手把注射器针头插入皮肤皱褶的基底部,沿身体纵向将注射器推进 5～10mm,并将针头轻轻左右摆动,易于摆动表明已刺入皮下。再轻轻抽吸,若无回流液体或血液即可缓慢注入药液。注射完毕拔出针头,用手指轻压注射部位,以防药液外漏。注射部位:小鼠选颈背部皮肤;大鼠选背部或侧下腹皮肤;家兔选背部或耳根部皮肤。

(3)肌内注射(im) 注射时固定动物,剪去注射部被毛,与肌肉组织接触面成 60°角刺入注射器针头,回抽针栓无回血后注入药液(小动物可免回抽针栓)。注射完毕,用手轻轻按摩注射部位,促进药液吸收。肌内注射主要用于注射不溶于水而悬于油或其他剂型中的药物。肌内注射应选择肌肉发达、血管丰富的部位,如大鼠、小鼠的大腿外侧缘,家兔选臀部或股部。

(4)腹腔注射(ip) 给大鼠、小鼠注射时,左手捉拿动物,使腹部向上,头部略低于尾部,右手持注射器将针头平行刺入皮下,再向前进针 3～5mm,针头能自由活动则说明刺到皮下,然后注射器以 45°角斜刺入腹肌,进入腹腔。进入腹腔时可有落空感,若回抽无血液或尿液即表示未伤及肝脏和膀胱,可以按一定的速度慢慢注入药液。注射部位应是腹部的左、右下侧外 1/4 处,因为此处无重要器官(图 12-2)。家兔在腹部近腹白线约 1cm 处。小鼠一次注射量为 0.1～0.2mL/10g,大鼠一次注射量为 1～2mL/100g,家兔给药的最大剂量为 5.0mL/kg。

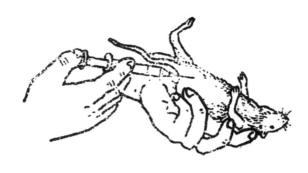

图 12-2 小鼠腹腔注射法

(5)静脉注射(iv) 大鼠和小鼠多选用尾静脉,鼠尾静脉有 3 根,两侧及背侧各 1 根,左、右两侧尾静脉较易固定,应优先选择。注射时,先将鼠固定在鼠筒内或扣在烧杯中,露出尾部组织,用 45～50℃温水浸泡鼠尾 1～2min 或用 75% 乙醇溶液反复擦拭,以达到消毒、扩张血管和软化表皮角质的目的。选择尾静脉下 1/3 处,用细针头沿血管方向平行、向心端进针。注意药液推入静脉时是否通畅,若阻力较大,注射部位皮下发白,表示针头未刺入静脉内,应换部位重新注射;若推入药液顺利无阻,则表明已刺入静脉内,应把针头和鼠尾固定好,不要晃动,缓缓将药液推入。注射完毕,用棉球在注射部位轻轻揉压,使血液及药液不致回流而漏出(图 12-3)。

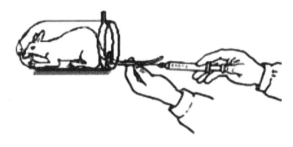

图 12-3 小鼠尾静脉注射

2.大鼠

抓取方法基本与小鼠相同,但实验者事先应戴帆布防护手套。用右手将鼠尾抓住提起,放在较粗糙的台面或鼠笼上,抓住鼠尾向后轻拉,左手拇指和食指抓紧两耳和头颈部皮肤,余下三指紧捏鼠背部皮肤,如果大鼠后肢挣扎厉害,可将鼠尾放在小指和无名指之间夹住,将整个鼠固定在左手中,右手进行操作。若进行手术或解剖,则应事先麻醉或处死,然后用棉线活结缚四肢,用棉线固定门齿,背卧位固定在大鼠固定板上。需取尾血和进行尾静脉注射时,可将其固定在大鼠固定盒里,将鼠尾留在外面供实验操作。

3.家兔

用右手抓住颈部被毛与皮肤,用左手托住其臀部,使其躯干的重量大部分集中在左手上[图 12-4(A)]。做家兔耳血管注射或取血时,可用家兔盒固定。操作各种手术时,可将家兔麻醉后固定在手术台上。固定方式分仰卧位和俯卧位,仰卧位固定时,四肢用粗棉线固定,头用家兔头固定夹固定或用棉线钩住家兔门齿后再固定在兔台头端柱子上[图 12-4(B)]。进行头颅部手术时,多采用仰卧位固定配合马蹄形固定器进行。

耳缘静脉注射方法如下:将动物固定于实验台上,去除耳缘部位的被毛,用乙醇轻轻擦拭,耳缘静脉即清晰可见。用左手食指和中指夹住静脉近心端,拇指和小指夹住耳缘部分,以左手无名指和小指放在耳下作垫,待静脉充盈后,右手持注射器使针头尽量由静脉末端刺入,与血管方向平行、向心端刺入约1cm[图 12-4(C)]。回抽注射器针栓,有血液回流,即可将药液缓慢注入。注射完毕抽出针头,用棉球压迫注射部位数分钟,以免出血。

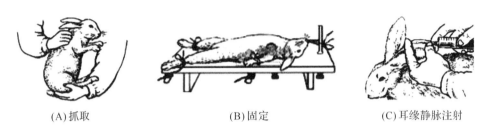

(A)抓取　　　　　(B)固定　　　　　(C)耳缘静脉注射

图 12-4 家兔的抓取、固定和耳缘静脉注射

注意事项如下:
(1)在抓取、固定某一动物之前,要对该动物的习性有一定的了解。
(2)抓取、固定动物时须小心谨慎,大胆果断,但切不可粗暴。

（3）大鼠牙齿锋利，为避免被咬伤，抓取动作要轻，不可鲁莽，如果大鼠过于凶猛，可待其安静后再捉拿或用卵圆钳夹鼠颈部抓取。

（4）要以规范的方法抓取和固定动物，要避免因动作粗暴而造成动物的损伤。如家兔这样的动物，不能采用抓双耳或抓提腹部的错误捉拿方法。

（5）抓取大鼠或小鼠尾部时动作要轻，防止拉断鼠尾。不可提起动物玩耍！提起动物后，应迅速放在粗糙台面上。

（6）抓取动物过程中应防止被动物咬伤。若不慎被动物咬伤、抓伤，应及时用碘酒、乙醇消毒，随后到有关医疗机构诊治。

三、实验动物的编号方法

染色法是用有色化学试剂在动物身体明显处（如被毛、四肢等不同部位）进行涂染或用不同颜色来区别各组动物。

编号用化学试剂有如下几种：3%～5%苦味酸溶液（涂染黄色），2%硝酸银溶液（涂染咖啡色），0.5%中性红或品红溶液（涂染红色）。编号原则是先左后右，从前到后。一般左前腿记为1号，左侧腹部记为2号，左后腿记为3号，头顶部记为4号，腰背部记为5号，尾基部记为6号，右前腿记为7号，右侧腰部记为8号，右后腿记为9号。若动物编号超过10或更大数字，可使用上述两种不同颜色的溶液，即把一种颜色作为个位数，另一种颜色作为十位数，这样可编到99号。例如，把红色记为十位数，黄色记为个位数，那么右后腿黄色，头顶红色，则表示49号，其余类推。

四、实验动物的麻醉方法

麻醉是指用药物使整个实验动物（全身麻醉）或其手术部位（局部麻醉）处于无知觉状态，并使其基本生命活动不受影响。实验动物的麻醉，关键在于正确选择麻醉方法和麻醉药；同时，要仔细地观察麻醉过程，判断麻醉效果。

（一）全身麻醉

麻醉药经呼吸道吸入或静脉、肌肉等注射，产生中枢神经系统抑制，达到预期的麻醉效果，这种方法称全身麻醉。

1. 吸入麻醉

吸入麻醉是将挥发性麻醉药（如乙醚）或麻醉气体经呼吸道吸入体内，从而发生麻醉作用，它属于全身麻醉。

将家兔或大、小鼠放入麻醉瓶内，或者放在钟罩或大烧杯内，然后将浸有乙醚的药棉或纱布放入其内，封口，让动物呼吸乙醚空气，观察动物行为。开始时动物出现兴奋，继而出现抑制，从后腿依次出现麻痹现象，而后失去运动能力，待动物卧倒后，将其取出，用开放性点滴法维持，直到合适的麻醉深度。

2. 注射麻醉

注射麻醉就是将药液抽吸入注射器内，然后通过注射针头注入动物机体的某个部位，以达到麻醉的目的。这是麻醉实验动物的一种常用方法。根据给药部位,注射麻醉可分为静脉注射、腹腔注射、肌内注射、淋巴囊注射。

(1)静脉注射　常取家兔耳缘静脉为注射部位。静脉注射麻醉作用发生快,没有明显的兴奋期,几乎立即生效。这样容易控制麻醉深度,掌握用药剂量。但也要注意:①注射器内抽取药液后应排干净空气,以免将空气注入血管引起栓塞。②注入药物的速度一般要慢,尤其是使用20%氨基甲酸乙酯(乌拉坦)溶液给家兔做耳缘静脉注射麻醉时,若速度过快,往往会引起动物死亡。③为避免发生麻醉意外(呼吸暂停、心脏停搏,甚至死亡),可先缓慢注入药物总剂量的2/3,剩下的1/3根据麻醉深度决定是否应该继续注入。

(2)腹腔注射　腹腔注射麻醉常用于大、小鼠。腹腔注射麻醉药物由肠系膜吸收入血,经门静脉入肝再进入心脏,然后才能到达中枢神经系统。因此,麻醉作用发生慢,有一定程度的兴奋期,麻醉深度不易控制,只有在静脉注射麻醉失败后才使用。注射时应注意:①进针角度因动物大小而有不同,较大动物针头可与腹壁垂直;鼠类宜使针头与腹壁成30°夹角。②一定要回抽,若回抽到血液、粪便、尿液等,表示针头已刺入脏器,必须拔出重刺。③所用针头不宜太大,以免注射后药液自针孔流出。

(二)局部麻醉

常以1%盐酸普鲁卡因溶液,在手术部位做皮下浸润麻醉。这种方法是在手术前,用2mL注射器套上6号针头将局部麻醉药(盐酸普鲁卡因)注入手术部位的皮下,并轻加压,使药液扩散,即可手术。

(三)麻醉药

常用麻醉药物的用法及剂量见表12-1。

表 12-1　常用麻醉药物的用法及剂量

麻醉药品	适用动物	给药途径	剂量/(mg·kg^{-1})	浓度/%	用药量/(mL·kg^{-1})	麻醉维持时间
戊巴比妥钠	兔 兔 大、小鼠	静脉 腹腔 腹腔	30 40~50 45	3 3 2	1.0 1.4~1.7 2.3	2~4h,中途加1/5量可维持1h以上。麻醉力强,易抑制呼吸
乌拉坦 (氨基甲酸乙酯)	兔 大、小鼠	静脉、腹腔 肌内	750~1000 1350	25 20	3.0~4.0 7.0	2~4h,主要适用于小动物的麻醉
硫喷妥钠	兔 大鼠	静脉、腹腔 静脉、腹腔	25~50 50~100	2 1	1.3~2.5 5.0~10.0	15~30min,麻醉力强,宜缓慢注射
氯仿	各种动物	吸入				实验过程中需吸入麻醉药维持
乙醚	各种动物	吸入				实验过程中需吸入麻醉药维持
盐酸普鲁卡因	兔	手术部位皮下浸润麻醉		1		实验过程中需麻醉药维持

五、动物实验常用手术方法

颈部手术的目的在于暴露气管、颈部血管并做相应的插管和分离神经等。决定颈部手术成功的关键在于熟悉动物颈部结构及手术要领，防止损伤血管和神经。将家兔仰卧位固定于兔台上，颈部剪毛备皮，全身麻醉，用手术刀沿颈部正中线从甲状软骨处向下至靠近胸骨上缘做一切口（长为 4～6cm）。

(一)气管分离术和插管术

因兔颈部皮肤较松弛亦可用手术剪沿正中线剪开。切开皮肤后，以气管为标志从正中线用止血钳钝性分离颈部正中的肌群和筋膜即可暴露气管，分离食管与气管，在气管下穿过一条粗线备用。

暴露气管后在气管中段，于两软骨环之间，剪开气管口径之半，在向头端做一呈"T"形的小纵切口。用镊子夹住"T"形切口的一角，将适当口径的气管套管由切口向心端插入气管腔内，用粗线扎紧后，再将结扎线固定于"Y"形气管插管分叉处，以防气管套管脱出。

(二)颈总动脉分离术和插管术

正中切开皮肤及皮下筋膜组织，暴露肌肉。将肌肉层与皮下组织分开。此时清楚可见在颈正中部位有两层肌肉：一层与气管平行，覆于气管上，为胸骨舌骨肌。其上又有一层肌肉呈"V"字形走行向左右两侧分开，此层为胸锁乳突肌。用镊子轻轻夹住一侧的胸锁乳突肌，用止血钳在两层肌肉的交接处（即"V"形沟内）将它分开（注意，切勿在肌肉中分，以防出血）。在沟底部即可见到搏动的颈总动脉鞘。用眼科镊（或纹式止血钳）细心剥开鞘膜，避开鞘膜内神经，分离出长约 3～4cm 的颈总动脉，在其下穿两根线备用。手术过程中要使手术部位保持湿润，擦拭去除血液。

颈总动脉主要用于测量颈动脉压、放血。为此，在插管前需使动物肝素化，并将口径适宜的充满抗凝液体（也可用生理盐水）的动脉套管（也可用塑料管）准备好，将颈总动脉远心端结扎，近心端用动脉夹夹住，另一线打一活扣置于动脉夹与离心端结扎线之间。插管时以左手拇指及中指拉住离心端的结扎线头，食指从血管背后轻扶血管，右手持锐利的眼科剪，使之与血管呈 45°角，在紧靠远心端结扎线处向心一剪，剪开动脉壁之周径 1/3 左右。然后持动脉套管，以其尖端斜面与动脉向心方向插入动脉内，用细线扎紧并在套管分叉处结扎固定。最后将动脉套管做适当固定。

(三)颈外静脉分离术和插管术

颈外静脉浅，位于颈部皮下，行颈部正中切口后，用手指从皮肤外将一侧部组织顶起，在胸锁乳突肌外缘，即可见很粗而明显的颈外静脉。仔细分离长约 3～4cm 的颈外静脉，穿两线备用。

颈外静脉可用于注射、输液和测量中心静脉压。颈外静脉插管操作方法与动脉插管相似。

六、实验动物常用处死方法

(一)颈椎脱臼处死法

此法是将实验动物的颈椎脱臼,断离脊髓致死,为大、小鼠最常用的处死方法。操作时,实验人员用右手抓住鼠尾根部并将其提起,放在鼠笼盖或其他粗糙面上,用左手拇指、食指用力向下按压鼠头及颈部,右手抓住鼠尾根部用力拉向后上方,造成颈椎脱臼,脊髓与脑干断离,实验动物立即死亡。

(二)断头处死法

此法适用于鼠类等较小的实验动物。操作时,实验人员用左手按住实验动物的背部,拇指夹住实验动物右腋窝,食指和中指夹住左前肢,右手用剪刀在鼠颈部垂直将鼠头剪断,使实验动物因脑脊髓断离且大量出血而死亡。

(三)击打头盖骨处死法

此法主要用于豚鼠和家兔的处死。操作时抓住实验动物尾部并提起,用木槌等硬物猛烈打击实验动物头部,使大脑中枢遭到破坏,实验动物痉挛而死亡。

(四)放血处死法

此法适用于各种实验动物。具体做法是将实验动物的股动脉、颈动脉、腹主动脉剪断或剪破或刺穿实验动物的心脏放血,导致急性大出血、休克而死亡。

如家兔等大动物应在轻度麻醉状态下,在股三角做横切口,将股动脉、股静脉全部暴露并切断,让血液流出。操作时用自来水不断冲洗切口及血液,既可保持血液畅流无阻,又可保持操作台清洁,使实验动物急性大出血而死亡。

(五)空气栓塞处死法

处死家兔常用此法。向实验动物静脉内注入一定量的空气,形成肺动脉或冠状动脉空气栓塞,或导致心腔内充满气泡,心脏收缩时气泡变小,心脏舒张时气泡变大,从而影响回心血量和心排血量,引起循环障碍、休克而死亡。一般地,空气栓塞处死法注入家兔的空气量为20～50mL。

(六)过量麻醉处死法

此法多用于处死豚鼠和家兔。快速过量注射非挥发性麻醉药(投药量为深麻醉时的30倍),或让动物吸入过量的乙醚,使实验动物中枢神经过度抑制,导致死亡。

(七)毒气处死法

让实验动物吸入大量 CO 等气体而中毒死亡。

(八)破坏脑脊椎法

常用金属探针插入枕骨大孔破坏脑脊椎的方法处死蛙类。将蛙用温布包住,露出头部,左手执蛙,并且用食指按压其头部前端,拇指按压背部,使头前俯;右手持金属探针由头前端沿线向尾方刺触,触及凹陷处即枕骨大孔所在。将探针由凹陷处垂直刺入,刺破皮肤即入枕骨大孔。这时将探针尖端转向头方,向前探入颅腔,然后向各方搅动,以捣毁脑组织,如探针确在颅腔内,实验者可感觉出针在四面皆壁的腔内。脑组织捣毁后,将探针退出,再由枕骨大孔刺入,并转向尾方,与脊柱平行刺入椎管,以破坏脊髓。判断脑和脊髓是否被完全破坏,可检查动物四肢肌肉的紧张性是否完全消失。拔出探针后,用一小干棉球将针孔堵住,以防止其出血。

操作过程中要防止毒腺分泌物射入实验者眼内。如被射入,需立即用生理盐水冲洗眼睛。

七、讨论

在做动物实验时,小鼠、大鼠和家兔的抓取与固定、常用给药方法、家兔的常用手术方法有哪些? 有哪些基本操作步骤? 注意事项是什么?

实验十三　空气栓塞

一、实验目的和要求

通过空气栓塞实验,掌握栓子运行途径,了解栓塞的部位及后果。

二、实验动物

成年家兔。

三、实验器材

20mL 注射器、手术刀、手术剪、镊子、止血钳、烧杯、缝合线、棉球、纱布。

四、实验步骤

1. 抓取家兔

右手抓取家兔颈背部皮肤,左手托住家兔臀部(抓取家兔过程中禁止抓取家兔耳朵)。

2. 观察

观察注射空气前家兔的呼吸频率、心率、唇色、瞳孔、角膜反射等指标。

3. 固定家兔

两人合作,在一人的帮助下,由一人专门固定家兔,一只手紧紧抓住家兔的两只前肢,另一只手紧紧抓住两只后肢(注意:不能放松)。

4. 耳缘静脉注射空气

将纱布润湿,用湿纱布擦家兔耳郭背面,使之暴露出耳朵边缘和中部的静脉;沿耳缘静脉远心端(靠近耳尖)将注射器针头平行刺入血管并均匀用力推注 15mL 空气,推注空气完毕,抽出注射器后,用手指压住针孔片刻。约 30s 后再次观察家兔的呼吸频率、心率、唇色、瞳孔、角膜反射等指标。

5. 待家兔呼吸停止后立即剖开胸腔

(1)剪毛　用手术剪剪去胸腹部兔毛,剪断的兔毛放入装有水的烧杯中,以免剪断的兔毛飞入空气中。

(2)分离皮下肌肉　用镊子提起剑突下皮肤,用手术剪剪一个小孔,然后沿胸腔向上剪,直至颌下部位。沿胸骨两侧由上而下依次分离皮下肌肉至肋弓下缘。剪断剑突及膈肌,暴露腹腔。

(3)打开胸腔　离胸骨左右缘 1～2cm 处(由肋弓往锁骨方向)剪断肋骨,上翻胸骨暴露心脏,可见心脏仍在跳动,右心房内可见大量气泡。

(4)取出心脏　用镊子将心脏周边浆膜及肺组织分离开,找到心脏上的大血管,用缝合线将其结扎,在远端剪断,取下心脏放入装有水的玻璃烧杯中,剪开右心房,可见到水面有气泡冒出。

五、实验注意事项

(1)珍惜这次难得的解剖与观察机会,认真操作,仔细观察。

(2)在实验过程中注意安全,尤其是手术刀的使用,一只手拿手术刀,另一只手拿镊子;使用手术刀时,另一只手不能徒手操作。

(3)在实验过程中最好用手指拨弄内脏,不要用剪刀等金属工具,以免弄破静脉影响观察。

(4)实验结束后,清点工具,将工具清洗干净,将桌面擦干净,由卫生委员安排值日生打扫实验室。

(5)解剖后的家兔仍然是学校财产,不能拿走。

(6)剪下的皮毛、内脏等组织,不要倒入水槽中。

六、实验记录与讨论

1.将家兔空气栓塞前后相关生命体征变化记录于表 13-1 中。

表 13-1　生命体征变化

项目	注射空气前	注射空气后
呼吸频率		
心率		
瞳孔大小		
角膜反射		
口唇颜色		

2.讨论

(1)试述耳缘静脉注入空气栓子,栓子运行的主要途径。

(2)分析家兔空气栓塞引起死亡的主要原因。

七、作业

写出实验报告。

实验十四　肺水肿

一、实验目的和要求

(1)掌握实验性肺水肿的复制方法。
(2)观察急性肺水肿的表现及其过程。
(3)结合理论知识分析肺水肿的发生机制。

二、实验动物

成年家兔,体重 2～3kg。

三、实验器材与试剂

兔手术台、实验动物常用手术器械一套、Y 型气管插管、烧杯、缝合线、注射器(1mL、5mL)及针头各一具、听诊器、滤纸、婴儿秤、静脉导管、动脉夹、输液装置、BL-420 生物信号采集处理系统。1%盐酸普鲁卡因、20%乌拉坦、0.9%生理盐水、肾上腺素。

四、实验步骤

(1)实验家兔分为两组:模型组和治疗组。
(2)家兔准确称重后,仰卧固定于兔手术台上,剪去颈前部手术视野内的兔毛,用 1%盐酸普鲁卡因进行局部麻醉。沿颈部正中做 5～7cm 长的皮肤切口,按常规逐层分离颈部皮下组织,游离出气管、右侧颈外静脉。
(3)颈外静脉插管:找到颈外静脉后在其下方穿两缝线备用,插管时先用动脉夹夹住静脉近心端,待静脉充盈后用缝线结扎远心端。用眼科剪在靠近远心端结扎处成 45°角剪一小口(约为管径的 1/3 或 1/2),插入充满生理盐水的静脉导管,结扎固定插管,缓慢输入生理盐水(5～10 滴/min)维持颈外静脉通畅,注意排除管道内气体。
(4)气管插管:在气管下方穿一缝线备用,于甲状软骨下第 2 个软骨环处做"T"形切口,插入 Y 型气管插管并结扎固定。
(5)将钩针插入剑突部位皮下,将钩针上的缝线固定在张力传感器上(线的松紧适中),再通过张力换能器描记呼吸(注意:实验后缝针和张力传感器不要卸下来,仍然留在 BL-420 生物信号采集处理系统上)。
(6)打开 BL-420 生物信号采集处理系统,观察并描记一段正常的呼吸运动曲线,并用听诊器听肺部的呼吸音,然后经静脉导管输入生理盐水,输入总量按 160mL/kg 计算,输液速度为150～180滴/min。模型组持续输液直至出现肺水肿；治疗组在输入输液量的 2/3 时在输液瓶中加入肾上腺素(0.5mg/kg 体重)，继续滴注，在肾上腺素输完后可加少量生理盐水，以 10～15 滴/min 的速度维持输液通畅，以利于必要时再一次用药。

五、实验观察与记录

1. 观察

在输液过程中应密切观察模型组和治疗组的情况。

(1)呼吸快慢、深浅，有无呼吸困难、发绀？

(2)肺部是否出现啰音，是何性质？

(3)气管插管中是否有粉红色泡沫样液体溢出？

2. 计算肺系数

当证明家兔肺水肿出现时，夹住气管，处死动物，打开胸腔，用线在气管分叉处结扎以防肺水肿液流出，在结扎处以上切断气管，小心将心脏及其血管分离(勿损伤肺)，把肺取出，用滤纸吸去肺表面的水分后称重，计算肺系数，然后肉眼观察肺大体改变情况。切开肺，注意观察有无粉红色泡沫样液体流出。肺系数计算公式如下：

肺系数＝肺重量(g)/体重(kg)

正常家兔的肺系数为 4～5。

将家兔实验性肺水肿情况记入表 14-1 中。

表 14-1　家兔实验性肺水肿情况

		呼吸频率/(次·min^{-1})	肺部啰音	泡沫样液体	肺组织颜色	肺组织质地	肺系数
模型组	输液前 输液后						
治疗组	治疗前 治疗后						

六、实验注意事项

(1)颈外静脉壁薄，易损伤出血，分离时应仔细行钝性分离，忌用剪刀剪切。在插管过程中切忌硬插，以免刺破血管。

(2)严格控制输液速度，若过快、过多，会使肺水肿提前出现，且非常严重，不利于对照；若过慢、过少，则肺水肿难以出现，影响实验效果。

(3)解剖取出肺时，注意勿损伤肺表面和挤压肺组织，以防止水肿液流出，影响肺系数值。

(4)选择健康家兔，若家兔事先有肺部疾病(如肺炎、胸膜炎、胸腔积液等)，已有呼吸急促、喘息、啰音等临床表现，或者体弱、怀孕等都会影响实验结果，甚至提前出现肺水肿或死亡。

七、讨论

(1)本实验所复制的急性肺水肿实验模型的病理生理学机制是什么?
(2)肾上腺素治疗急性肺水肿的机制是什么?

八、作业

写出实验报告。

实验十五　缺　氧

一、实验目的和要求

通过低张性缺氧、血液性缺氧和组织中毒性缺氧模型的复制,了解缺氧的原因与分类;通过观察不同类型缺氧时呼吸节律、皮肤黏膜和血液颜色的变化规律,了解不同类型缺氧的特征。

二、实验动物

成年小鼠 6 只(18～22g)。

三、实验器材与试剂

广口瓶、1mL 注射器 6 支、刻度吸管、剪刀、镊子、酒精灯、电子天平、CO 发生装置、小鼠缺氧装置、试管、滤纸。5％亚硝酸钠溶液、1％亚甲蓝溶液、0.1％氰化钾溶液、10％硫代硫酸钠溶液、生理盐水、浓硫酸、甲酸、钠石灰、生理盐水。

四、实验步骤

1. 乏氧性缺氧

取小鼠 1 只,放入钠石灰的缺氧瓶中,观察小鼠的一般活动状态,呼吸频率(次/10s)、深度和唇、趾、尾部黏膜颜色,观察后塞紧瓶塞并记录时间,每 2min 重复观察上述指标 1 次,直至小鼠死亡。待其他实验完成后,再将小鼠尸体一并解剖,比较血液和肝脏颜色。

2. 一氧化碳中毒性缺氧

按图示安装好 CO 发生装置(图 15-1),用刻度吸管取甲酸 3mL 放于试管内,沿试管壁缓慢加入浓硫酸 2mL,塞紧试管口,将一气囊通过橡皮管与 CO 发生装置连接,待点燃酒精灯缓缓加热试管后,松开橡皮管收集 CO 备用。将 1 只小鼠放入广口瓶中,观察并记录小鼠的一般活动状态,呼吸频率、深度和口唇颜色。从气囊内抽取 5mL CO 气体,注入广口瓶中,观察小鼠反应,直至小鼠死亡。待其他实验完成后,再将小鼠尸体一并解剖,比较血液和肝脏颜色。

3. 亚硝酸钠中毒性缺氧

选体重相近的小鼠 2 只(甲、乙),观察正常表现后,分别向甲、乙两鼠腹腔注射 5％亚硝酸钠溶液 0.3mL。2min 后向甲鼠腹腔内注入 1％亚甲蓝溶液 0.3mL,乙鼠腹腔内注入生理盐水 0.3mL,比较观察并记录两小鼠的一般活动状态,呼吸频率、深度,口唇颜色和存活时

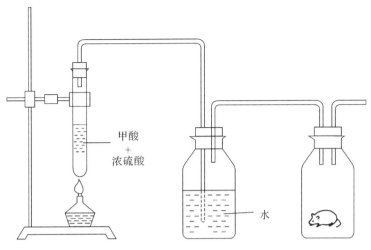

甲酸
+
浓硫酸

水

图 15-1 CO 发生装置

间。待其他实验完成后,再将小鼠尸体一并解剖,比较血液和肝脏颜色。

4.氰化钾中毒性缺氧

取小鼠 1 只,观察正常表现后,腹腔内注射 0.1% 氰化钾溶液 0.2mL,观察并记录小鼠的一般活动状态,呼吸频率、深度、口唇颜色和存活时间。待其他实验完成后,再将小鼠尸体一并解剖,比较血液和肝脏颜色。

五、实验记录

将全部实验死亡小鼠与断椎处死正常小鼠做对照,解剖比较各鼠的皮肤黏膜颜色、血液和肝脏颜色,将不同点记入表 15-1。

表 15-1 不同类型缺氧小鼠观察指标比较

观察指标	乏氧性缺氧	CO 中毒性缺氧	亚硝酸钠中毒缺氧	氰化钾中毒缺氧
呼吸频率、幅度				
皮肤黏膜颜色				
血液颜色				
肝脏颜色				
存活时间				

六、实验注意事项

(1)广口瓶一定要密闭。

(2)进行亚硝酸钠中毒实验时,要事先用注射器准备好抢救药品,以便及时解毒。

(3)氰化物是剧毒剂,实验中一定要注意安全,勿沾染皮肤、黏膜,特别是有破损处。

（4）CO 中毒实验应注意先加甲酸再加浓硫酸,且两者都是强腐蚀性药品,加液时要小心。

（5）腹腔注射时稍靠左下腹,勿伤肝脏,同时避免将药液注入肠腔或膀胱。

七、讨论

（1）根据实验结果讨论低张性、血液性和组织性缺氧的病因、发生机制及口唇黏膜、耳、尾及血液颜色变化。

（2）临床上煤气中毒、亚硝酸钠中毒、CO 中毒患者可采取哪些抢救措施?

八、作业

写出实验报告。

实验十六　失血性休克

一、实验目的和要求

复制家兔失血性休克模型,观察失血性休克时各项生理指标的变化和输血救治过程中各项指标的变化;探讨失血性休克的发病机制及相关治疗措施。

二、实验动物

家兔。

三、实验器材与试剂

手术器械一套、兔手术台、动脉夹、眼科剪、三通管、气管插管、颈动脉插管、静脉输液装置、BL-410 生物信号采集处理系统、注射器、针头、缝合线、导尿管。2%盐酸普鲁卡因溶液、1%肝素溶液、生理盐水、1:10000 去甲肾上腺素溶液。

四、实验步骤

(1)麻醉、固定、备皮:选取健康家兔一只,称重,从耳缘静脉缓慢注射 2%盐酸普鲁卡因溶液进行全身麻醉。固定于兔台上,剪去颈腹部的兔毛。

(2)分离颈动脉、颈外静脉和股动脉,穿线以备插管,从耳缘静脉注入 1%肝素 1mL/kg;用生理盐水排除插管内气体,选择通道,进行电脑调零。

(3)结扎颈动脉、颈外静脉和股动脉远心端,近心端用动脉夹夹闭,进行颈动脉、颈外静脉和股动脉插管。

(4)从股动脉取 5mL 血液,标记为①,以待测红细胞压积(HCT)。观察血压、心率、呼吸、角膜反射、球结膜血管充盈度、HCT。

(5)继续从股动脉放血(30~40mL,加入混有生理盐水和肝素的杯子中),直到血压下降1/2。记下此时的血压。

(6)10~15min 之后,观察血压、心率、呼吸、角膜反射、球结膜血管充盈度,取 5mL 血液标记为②,待测 HCT。

(7)将①②按 4000r/min 分别离心 5min,记录 HCT 的数据。

(8)静脉快速回输血液救治,血压回升后再次观察上述各项指标,记下观察结果。

五、实验记录

将实验结果记于表 16-1 中。

表 16-1　结果记录

观察指标	放血前(正常)	放血后	输血输液后
角膜反射			
球结膜血管充盈度			
心率			
呼吸频率			
血压			
HCT			

六、实验注意事项

(1)麻醉深浅要适度,若麻醉过浅,动物疼痛,可致神经源性休克;若过深,则抑制呼吸。

(2)手术操作应尽量减少手术性出血和创伤。

(3)静脉输液速度要控制好,过多过快的输液会增加心脏负荷,致心力衰竭。

(4)动、静脉导管,事先用肝素充盈,排除空气。导管插入后,再推入少量的肝素抗凝,防止导管前端堵塞;静脉导管插入后可缓慢滴注生理盐水以保持管道通畅。放血后也应及时往动脉导管内推注肝素。

七、讨论

(1)机体一般失血多少会发生休克?

(2)失血性休克不同时期微循环出现哪些变化? 机制是什么?

(3)失血性休克的抢救原则及措施是什么?

八、作业

写出实验报告。

实验十七　病理生理学病例讨论

一、实验目的和要求

(1)学会病理生理学病例讨论时病历汇报的思路和方法。

(2)运用病理学与病理生理学知识判断和解释常见病理过程、病理生理学在疾病中的表现,阐述其发病机制,制定有效治疗原则。

(3)完成临床病理讨论和分析。

二、实验对象

临床病例。

三、实验内容

怎样分析一个病例? 我们应着重关注以下几个方面:

1.患者的主诉症状

一般可从症状发展变化情况找到病因。注意患者所表述的症状有什么特点,是否是某些疾病所特有的,比如,患者主诉咳嗽、胸痛,多是呼吸道疾病;主诉心慌、呼吸急促多与右心衰有关;黑便一般是上消化道出血所特有,多见于肝硬化食管静脉曲张或胃溃疡出血。

2.体征和实验室检查结果

医生对患者做物理检查所得出的体征及实验室化验结果,是诊断疾病的重要依据。比如:皮肤有出血点是出血热患者所特有的,而蜘蛛痣则是肝硬化所特有的;肺部叩诊浊音或听诊有啰音,是肺部炎症病变所特有的;心脏听诊有吹风样杂音是心脏瓣膜关闭不全所特有的;血压很低,说明有休克的存在;实验室检查白细胞数量增高说明有感染;凝血时间延长说明有凝血功能障碍,提示有 DIC 的存在;等等。

3.病史

主要了解过去的疾病史,是否是旧病复发,起病的缓急以及治疗过程中疾病的演变过程,从治疗过程中捕获有关疾病的诊断信息。

4.将症状、体征、病史与所学病理学和病理生理学知识结合起来分析

这是至关重要的,是我们讨论病例正确与否的关键。比如:患者为什么咳嗽、胸痛? 提示肺部有感染性炎症;为什么会咳铁锈色痰? 是因为大叶性肺炎时,毛细血管通透性增加,红细胞渗出后被破坏所致;患者心慌可能是因为心排血量不足,心脏代偿,心率过快所致;等等。我们要仔细分析讨论相应症状体征出现的病理学、病理生理学基础,并分析它们之间的相互影响。

病例一

病史摘要：患者，女，16岁，因心慌、气短 1年，咳嗽、咯血、腹胀和尿少 2周入院。入院后经检查诊断为风湿性心脏瓣膜病，心功能Ⅳ级，肺部感染。

实验室检查：血 $[K^+]$ 4.6mmol/L，$[Na^+]$ 144mmol/L，$[Cl^-]$ 90mmol/L，$[HCO_3^-]$ 29mmol/L。

住院后给予强心、利尿（氢氯噻嗪 25mg/次，3次/d）、抗感染治疗，并进低盐食物。治疗7d后，腹胀、下肢浮肿基本消失，心衰明显改善。治疗 18d 后，心衰基本控制，但一般状况无明显改善，且出现精神萎靡不振、嗜睡、全身软弱无力、腹胀、恶心、呕吐、不思饮食及尿少等，并有脱水现象；血 $[K^+]$ 2.9mmol/L，$[Na^+]$ 112mmol/L，$[Cl^-]$ 50.9mmol/L，$[HCO_3^-]$ 35.7mmol/L。立即给予静脉补充含氯化钾的葡萄糖盐水。5d 后，一般状况明显好转，食欲增加，肌张力恢复，尿量亦逐渐正常；血 $[K^+]$ 4.4mmol/L，$[Na^+]$ 135mmol/L，$[Cl^-]$ 91mmol/L，$[HCO_3^-]$ 30mmol/L。

讨论：

（1）引起患者出现低血钾、低血钠的原因有哪些？

（2）哪些症状与低血钾有关？说明其理由。为什么需补钾 5d 后病情才好转？

（3）患者是否合并酸碱代谢紊乱？是何原因引起？为何种类型？

病例二

病史摘要：

（1）某慢性肺气肿患者，血气分析及电解质测定结果如下：pH 7.40，$PaCO_2$ 67mmHg，$[HCO_3^-]$ 40mmol/L，$[Na^+]$ 140mmol/L，$[Cl^-]$ 90mmol/L。

（2）某慢性肾功能不全患者，因上腹部不适呕吐而急诊入院。血气分析及电解质测定结果如下：pH 7.40，$PaCO_2$ 44mmHg，$[HCO_3^-]$ 26mmol/L，$[Na^+]$ 142mmol/L，$[Cl^-]$ 96mmol/L。

（3）某重症肺心病伴下肢浮肿患者应用呋塞米（速尿）治疗两周后，做血气分析及电解质测定，结果如下：pH 7.34，$PaCO_2$ 66mmHg，$[HCO_3^-]$ 36mmol/L，$[Na^+]$ 140mmol/L，$[Cl^-]$ 75mmol/L。

讨论：根据以上病例的实验室检查结果，判断患者分别属于哪种酸碱代谢紊乱，并说出依据。

病例三

病史摘要：患者，男，29岁，外出务工，不慎从高处坠落，事发后被他人发现并送医院。送医院途中患者渐转入昏迷。

体检：面色苍白、脉搏细弱、四肢冷、出汗，左耻骨联合及大腿根部出现大片瘀斑、血肿。血压 85/55mmHg，心率 125 次/min，体温 38.2℃。

经抢救无效，最终死亡。

讨论：

（1）该患者应属何种休克？

（2）送院前该患者处于休克哪一阶段？此阶段微循环变化的特点是什么？

（3）在送医院途中该患者病情是否加重？你的依据是什么？

（4）患者有无发热？结合病因，简述机体发热机制。

（5）该患者可能会出现哪些类型的缺氧？简述你的理由。

（6）请从病理生理的角度提出抢救此患者的原则。

病例四

病史摘要：患者，男，25 岁，因急性黄疸性肝炎入院。入院前 10d，患者开始感到周身不适，乏力，食欲减退，厌油，腹胀。5d 后上述症状加重，全身发黄而来院求治。

体检：神志清楚，表情淡漠，巩膜黄染，肝大，质软。

实验室检查：血红蛋白 100g/L，白细胞计数 3.9×10^9/L，血小板计数 120×10^9/L。入院后虽经积极治疗，但病情日益加重。

入院后第 10 天，腹部及剑突下皮肤出现瘀斑，尿中有少量红细胞，尿量减少，血小板计数 50×10^9/L。第 11 天，血小板计数 39×10^9/L，凝血酶原时间 30s（正常对照 15s），纤维蛋白原定量 2.4g/L，经输血及激素治疗，并用肝素抗凝。第 13 天，血小板计数 32×10^9/L，凝血酶原时间 31s，纤维蛋白原定量 1g/L，继续在肝素化基础上输血。患者当日便血 600mL 以上，尿量不足 400mL。第 14 天，血小板计数 30×10^9/L，凝血酶原时间 29s，纤维蛋白原定量 1g/L，继续用肝素，输血，并加 6-氨基己酸。第 15 天，仍大量便血、呕血，血小板计数 28×10^9/L，凝血酶原时间 28s，纤维蛋白原定量 0.8g/L，3P 试验阳性（＋＋），尿量不足 100mL，血压下降，出现昏迷而死亡。

讨论：

（1）患者显然发生了弥散性血管内凝血（DIC），导致此病理过程的原因和机制是什么？

（2）患者的血小板计数为什么进行性减少？凝血酶原时间为什么延长？纤维蛋白原定量为什么减少？3P 试验为什么阳性？

（3）患者发生出血的原因和机制是什么？

（4）患者发生少尿甚至无尿的原因是什么？

病例五

病史摘要：患者，男，77 岁，咳嗽、咳痰、喘憋加重伴发热 3d 入院。患者 20 年前开始反复发作咳嗽、咳痰并有时伴喘憋，冬季加重。

体检：口唇、指尖部皮肤发绀。体温 38.9℃，脉搏 120 次/min，呼吸 28 次/min。胸廓略呈桶状，肋间隙稍增宽，双肺呼吸音粗，并可闻及大量痰鸣音，双下肢凹陷性水肿。

辅助检查：白细胞计数 13.9×10^9/L，红细胞计数 6.0×10^{12}/L；pH 7.14，PaO_2 42mmHg，$PaCO_2$ 80mmHg；胸透提示双肺纹理加重，右下肺片絮状阴影；超声检查显示右心扩大。

讨论：该患者有无发生缺氧？缺氧类型是什么？说出你的依据。

病例六

病史摘要：患者，女，53 岁，农民，主诉：心慌、气短 16 年，近 10d 加重，伴有发热，咳痰，呕吐入院。

现病史:患者于 16 年前常于劳累后咳嗽、心慌、气喘,但休息后可缓解。6 年前开始一般体力劳动即感心慌、气短,双下肢出现轻度水肿,咳白色泡沫痰。经治疗后症状好转,但每于劳动后反复发作。入院前 10d,又因着凉感冒、发热、寒战、咳嗽、咳黄色痰、咽疼、流涕、鼻塞,并且心悸、呼吸困难逐渐加重,胸闷、恶心伴呕吐,右上腹饱胀,不能平卧,双下肢明显水肿。上述症状逐日加重,痰量增多,高烧不退,食欲差,尿量明显减少,故来院就诊。22 年前曾患风湿性心脏病,无肾炎、肝炎、结核病等病史,无过敏史。

体检:体温 39℃,脉搏 116 次/min,呼吸 28 次/min,血压 100/70mmHg。发育正常,营养欠佳,声音嘶哑,呼吸急促,端坐位,口唇发绀,眼睑水肿,咽部红肿,扁桃体肿大,颈静脉怒张,四肢末端轻度发绀,两肺散在大小水泡音及痰鸣音。心尖搏动在左第五肋间锁骨中线外1.5cm,心界向左扩大,心率 120 次/min,节律不整,心音强弱不等,心尖部可闻及收缩期吹风样杂音及舒张期隆隆样杂音。肝肋下 3.2cm,剑突下 4.5cm,质地中等,触痛明显。肝颈静脉回流实验阳性,脾在肋下 2.5cm,腹部移动性浊音阳性,双下肢凹陷性水肿(+++)。

实验室检查:红细胞计数 $4.80×10^{12}$/L,白细胞计数 $12.8×10^9$/L,中性粒细胞 85%,嗜酸性粒细胞 2%,淋巴细胞 13%,血红蛋白 110g/L,血小板计数 $80×10^9$/L。血沉 26mm/h,抗链球菌溶血素"O">500 单位。PaO_2 81mmHg,$PaCO_2$ 60mmHg,[HCO_3^-]23mmol/L,BE－6mmol/L,pH 7.23。尿蛋白(+),尿比重 1.025。血[K^+]6.6mmol/L,非蛋白氮(NPN)46mmol/L。心电图显示异位节律,T 波高尖,ST 段下移,两心室肥厚。X 线显示两肺纹理增粗,双肺散在大小不等、模糊不清的片状阴影,心脏向两侧扩大,肺动脉段突出。

入院后经强心、利尿、抗感染等综合治疗,症状稍有改善。但于次日晚 10 时,患者病情突然加重,胸痛,呼吸极度困难,咳出大量粉红色泡沫样痰,两肺中下部有密集的中小水泡音,全肺可闻哮鸣音,心律呈奔马律。体温 38℃,血压 46/14mmHg。立即进行抢救,6h 后,患者皮下及注射部位出现片状紫斑与点状出血,恶心,呕吐,吐出多量咖啡样液体,测得凝血酶原时间延长,血浆鱼精蛋白副凝试验(3P 试验)阳性,血小板计数 $40×10^9$/L。经抢救无效而死亡。

讨论:

(1)找出病理过程,分析其主要发生机制。

(2)各病理生理学指标改变之间有何关系?

病例七

病史摘要:患者,男,30 岁。3 年前因着凉引起感冒、咽痛,出现眼睑、面部和下肢水肿,两侧腰部酸痛,尿量减少,尿中有蛋白、红细胞、白细胞及颗粒管型,在某院治疗两月余,基本恢复正常。约 1 年前,又发生少尿,颜面和下肢水肿,并有恶心、呕吐和血压升高,仍在该院治疗。好转出院后,血压持续升高,需经常服降压药,偶尔出现腰痛,尿中有蛋白、红细胞和管型。近 1 月来,全身水肿加重,伴气急入院。

体检:全身水肿,慢性病容,体温 37.8℃,脉搏 92 次/min,呼吸 24 次/min,血压 150/100mmHg。心浊音界稍向左扩大,肝在肋缘下 1cm。

实验室检查:24h 尿量 450mL,比重 1.010~1.012,蛋白(++)。

血液检查:红细胞 $2.54×10^{12}$/L,血红蛋白 74g/L,血小板计数 $100×10^9$/L;血浆蛋白

50g/L,其中白蛋白 28g/L,球蛋白 22g/L;血[K^+]3.5mmol/L,[Na^+]130mmol/L,NPN 71.4mmol/L,肌酐 1100mmol/L,CO_2CP 11.22mmol/L。

患者在住院 5 个月期间采用抗感染、降血压、利尿、低盐和低蛋白饮食等治疗,病情未见好转。在最后几天内,血 NPN 150mmol/L,血压 170/110mmHg。出现左侧胸痛,可听到心包摩擦音。经常呕吐,呼出气有尿味,精神极差,在住院后的第 164 天出现昏迷、抽搐、呼吸心搏骤停,经抢救无效而死亡。

讨论:

(1)病史中 3 年和 1 年前的两次发病与本次患病有无关系?从肾功能不全的发生发展角度试述整个发病过程的大致情景。

(2)就肾功能而言,本次入院时,应做何诊断?有何依据?住院后病情又如何发展?

(3)整个疾病过程中发生了哪些病理生理变化?这些变化是如何引起的?

病例八

病史摘要:患者,男,55 岁,3 个月来自觉全身乏力,恶心、呕吐,食欲不振,腹胀,常有鼻出血。近半个月来腹胀加剧而入院。既往有慢性肝炎史。

体检:营养差,面色萎黄,巩膜轻度黄染,面部及上胸部可见蜘蛛痣,腹部胀满,有明显移动性浊音,下肢轻度凹陷性水肿。

实验室检查:红细胞计数 3×10^{12}/L,血红蛋白 100g/L,血小板计数 61×10^9/L,血清凡登白试验呈双相阳性反应,胆红素 51μmol/L,[K^+]3.2mmol/L,血浆白蛋白 25g/L,球蛋白 40g/L。

入院后给予腹腔放液及大量呋塞米等治疗,次日患者陷入昏迷状态,经应用谷氨酸钾治疗,神志一度清醒。以后突然大量呕血,输库血 100mL,经抢救无效而死亡。

讨论:

(1)该病例的原发病是什么?请说出诊断依据。

(2)本病例水、电解质代谢发生了哪些紊乱?

(3)本病例的凝血功能发生什么改变?

(4)分析本病例昏迷的发生机制及诱发因素。

(5)治疗措施上有无失误之处?提出你的正确治疗措施。

四、作业

写出病例讨论分析报告。

附　录

附录一　各器官的观察方法

一、心脏的观察方法

1. 肉眼方法

(1)外部观察　大小:常似死者拳头大小;重量:正常成人约 250g,女的稍轻些;形状:正常心脏为圆锥形,观察各部有无肥大;外膜的性状:如有无出血点及渗出物附着。

(2)内部检查　心脏内容物:有无血栓形成,心腔的大小如何? 壁的厚度:左心室壁最厚处 0.8～1.0cm,右心室壁厚为其 1/3;心肌的性状:色、光泽度、硬度等,如有无瘢痕形成及梗死等;心内膜和各心瓣及腱索、乳头肌等的形态:如瓣膜有无血栓形成、增厚,腱索有无增粗变短等情况。

2. 切片观察方法

(1)心外膜　外膜表面有无渗出物附着,有无因机化而增厚的情形,有无出血? 冠状动脉有无硬化等。

(2)心肌　心肌纤维横纹是否清楚,有无变性、坏死等改变? 然后再看心肌间质的改变,如血管有无充血、出血,间质内有无水肿和与正常不一致的地方。

(3)心内膜　内膜(包括心瓣膜)有无异常之处?

二、血管的观察方法

1.肉眼方法

(1)内容物　血液性状,有无其他异常物质,如固形物?

(2)内腔　有无扩张及狭窄?

(3)内面　即内膜,观察其光滑度、色调及病变。

(4)壁　厚度、硬度。

(5)外部　走行及分枝、粗细、颜色及硬度等。

2. 切片观察方法

因血管系空腔脏器,可按内膜、中膜、外膜的顺序观察。

(1)内容物　血管腔内有无异常物质存在,如血栓形成?

(2)内膜　有无增厚,增厚的物质是什么?

(3)中膜　有无被破坏的情形或异常之处? 有无萎缩或肥厚?

（4）外膜　营养血管有无改变,外膜内有无炎细胞浸润及其他改变?

三、肺的观察方法

1.肉眼方法

（1）肺表面检查　胸膜:光滑、光泽、颜色、肥厚,有无其他异常物质被覆等;大小:左右两肺各肺叶的大小(含气量等);形状:有无增大或变小情形? 重量:成人左肺 325～450g,右肺 375～550g;颜色:主要因含气量及炭末沉着的多少而不同,一般小儿为粉红色,随年龄增加,因炭末的沉着而逐渐变化,成人为灰褐色至灰黑色;硬度:正常柔软(投水中可浮起)。

（2）肺切面检查　肺实质的性状:正常肉眼可见疏松的肺泡,有无病变区、变实否、颜色如何? 支气管:参照空腔脏器的检查方法(内腔、腔的大小、壁的厚薄等)。血管:包括肺动脉、静脉,方法同血管的观察方法。

2. 切片观察方法

（1）胸膜　厚薄,有无附着物等,如有,是什么样的?

（2）肺泡及肺泡壁　腔的大小:有无扩张或变小,有无异常内容物(液体、细胞成分等)?肺泡壁的改变:如血管有无充血、有无炎细胞浸润?

（3）支气管　壁的改变:如有无炎细胞浸润、血管充血? 腔的大小:有无扩张,有无异常内容物? 血管:内容的异常,血管壁有无硬化;间质:气管周围结缔组织和小叶间结缔组织,注意量之多少,有无其他细胞成分。

四、肝的观察方法

1.肉眼方法

（1）表面的检查　大小、重量、外形、硬度有无改变? 被膜:肥厚、有无异常物质附着、是否平滑? 色:正常肝呈红褐色;胆囊及胆管的状态:有无增厚,有无结石,胆管有无扩张? 门静脉、肝动脉、肝静脉的状态:内膜有无增厚及血栓形成?

（2）切面的检查　有无肿块、出血、坏死,结构是否清晰?

2.切片观察方法

（1）肝小叶的结构　是否完整、正常? 中央静脉及血窦有无扩张及充血,肝细胞排列是否整齐,肝细胞有无变性及硬化,Kupffer 细胞有无肿大与增生?

（2）汇管区　胆管、动脉、静脉及间质有无异常?

（3）被膜　有无增厚或渗出物附着?

五、消化管的观察方法

1.肉眼方法

（1）内容物　有无特殊?

（2）内腔　有无狭窄、闭塞或扩张?

（3）黏膜　皱襞颜色、厚度,有无其他异常?

（4）壁　厚度是否正常？

（5）浆膜　有无异常物质附着？

2.切片观察方法

按黏膜层、黏膜下层、肌层和浆膜层的顺序依次观察,观察有无与正常不一样的地方,然后注意观察该处的具体改变情况。

六、脾的观察方法

1.肉眼方法

（1）表面检查　大小:正常体积约 12cm×8cm×3cm,有无肿大或缩小等;重量:正常约150g;形状:注意脾切迹;被膜的性状:正常略有皱纹,表面有无渗出物附着？ 颜色:正常呈暗红褐色;硬度。

（2）切面检查　红髓:含血量多少、颜色（正常为暗红色）;白髓:正常肉眼可见,白色粟粒大的小点;脾小梁:有无局限性病变,如有,其性状如何？ 脾动脉及静脉的状态:有无硬化及血栓形成？

2.切片观察方法

（1）被膜　增厚否、有无渗出物附着？

（2）小梁　重点观察血管。

（3）白髓　包括中央动脉有无硬化？

（4）红髓　脾窦有无扩张充血,窦内网织内皮细胞及多核白细胞有无增多？

（5）有无局部性病灶,如有,其结构如何？

七、肾的观察方法

1.肉眼方法

（1）表面检查　大小:有无萎缩或肥大？ 重量:平均成人重约 120g;外形:有无形状上的异常？ 表面:平滑否,有无凹陷或呈颗粒状？ 静脉的扩张程度;颜色:正常为红褐色;硬度;被膜剥离难易:正常时易剥离;有无局限性病灶,如有,是怎么样的？

（2）切面检查　颜色;光泽度:正常时新鲜标本有一定光泽;皮、髓质的厚度及形态有无异常？ 皮质:正常厚度为 6～7mm,有无局限性病灶？ 肾盂:有无内容物、内腔大小、黏膜状态;血管:动脉有无增厚（硬化）及其他改变？

2.切片观察方法

（1）肾小球　大小、数量有无变化,血管丛细胞数量、毛细血管腔有无改变？

（2）肾球囊　囊的内容、囊壁有无肥厚及上皮细胞有无增多等？

（3）肾小管　腔的大小、有无内容物及其性状如何？ 上皮细胞的状态,有无变性及坏死？

（4）血管　弓形动脉、小叶间动脉、细动脉（入球动脉）等有无硬化或血栓形成等。

（5）间质　有无增殖、细胞浸润、血管的状态。

八、脑的观察方法

1. 肉眼方法

(1)表面检查　重量、形状有无变化,两侧是否对称?脑膜血管有无扩张充血,尤其注意脑回表面的小血管状态?脑膜内有无异常物质,如水肿、出血及渗出物等?脑回的宽窄、脑沟的深浅等。

(2)切面检查　灰白质是否清晰,有无充血、出血或其他与正常不一致的地方,如有,其性状如何?

2. 切片观察方法

(1)脑膜　血管有无充血、出血,脑膜内有无异常渗出物?

(2)脑实质　实质内血管有无充血?血管周围腔内有无渗出物?神经细胞有无变性或坏死(须做尼氏体特殊染色观察)?胶质细胞有无增生或结节?脑组织有无坏死或其他局限性病变,如有,其性状如何?

附录二　肿瘤标本观察方法

一、大体标本观察方法

主要观察肿瘤的形状、大小、部位、颜色、硬度,表面的状态,包膜的有无,切面状态,有无出血坏死、退行性变等形态方面的特点。各种肿瘤固然在形态上各有其特点,但有些形态上的改变,如出血、坏死及退行性变等,可出现于许多肿瘤中,因此在做肿瘤诊断时,不仅要依靠形态特点,而且还要根据其他条件来决定,如肿瘤发生的年龄、位置(身体哪一部位)、生长速度、有无转移和性别差异等,最后再经过显微镜观察确诊。

二、切片标本观察

主要观察以下几个方面:①组织来源;②细胞分化程度的高低;③实质和间质的关系。

1. 肿瘤的组织来源

肿瘤的组织来源是指肿瘤组织由什么组织演化而来的,肿瘤细胞的形态结构类似于何种组织。例如,纤维瘤的形态结构类似于纤维组织,它来源于纤维组织,鳞状上皮细胞癌来源于鳞状上皮,癌细胞的形态结构类似于鳞状上皮细胞等。

2. 肿瘤细胞分化程度的高低

肿瘤细胞分化程度的高低是指瘤组织形态是接近于成熟的组织还是接近于不成熟的组织。凡是肿瘤组织的形态接近成熟组织,我们说它是分化程度高的肿瘤,为良性肿瘤;反之,分化程度低的肿瘤为恶性肿瘤。例如,良性的纤维瘤是分化程度高,而恶性纤维肉瘤是分化程度低。

肿瘤组织分化程度的高低表现在:肿瘤细胞的大小是否一致,排列是否整齐,细胞核及核仁的大小及核染色质深浅有无改变,细胞质的染色有无改变,细胞核与细胞质直径的比例有无改变,多核或奇异核、各种病理性核分裂象的有无等方面。

一般恶性肿瘤的镜下形态是:肿瘤细胞大小不一(恶性淋巴瘤例外),排列紊乱,细胞核及核仁增大,染色深,核分裂象多见,细胞质多呈嗜碱性,细胞核与细胞质直径的比例增大。常有出血及坏死,间质中毛细血管丰富,而良性肿瘤的细胞形态则较接近于正常组织结构。此外,有无包膜,与正常组织之间的关系(如有无浸润)等,对于在镜下确定肿瘤的良、恶性亦甚为重要。

3. 肿瘤的实质与间质的关系

肿瘤的实质是指肿瘤的特异组织成分。肿瘤的间质是指在肿瘤实质之间的非特异性成分,即实质之间的纤维、脉管成分。实质和间质两者的关系,是指是否保持着正常组织学的形态。一般地,良性肿瘤实质和间质的关系尚保持正常,而恶性肿瘤的实质与间质之间的关系紊乱。

附录三　实验报告样式

病理学与病理生理学

实验报告

班　　级		姓　　名	
学　　号		组　　号	
同组成员		指导老师	
课程名称		使用实验室	

病理学实验报告

日期：　　年　　月　　日

一、实验名称＿＿＿＿＿＿＿＿＿＿＿＿＿＿

二、实验目的

三、实验内容

1. 大体标本

2. 病理切片

3. 临床病理讨论

四、作业

1. 观察并描述大体标本形态学变化。

2. 绘制病理组织学改变图

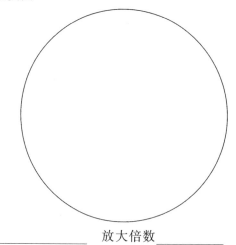

名称＿＿＿＿＿＿＿＿＿＿＿＿＿　　放大倍数＿＿＿＿＿＿

3. 临床病理讨论与分析

病理生理学实验报告

日期：　　年　　月　　日

一、实验名称＿＿＿＿＿＿＿＿＿＿＿＿＿＿＿

二、实验目的

三、实验动物

四、实验器材与试剂

五、实验步骤

六、实验记录

七、讨论与分析

参考文献

［1］李玉林.病理学［M］.8 版.北京：人民卫生出版社,2013.

［2］葛霞,刘德纯.病理学实习与复习指导［M］.合肥：安徽科学技术出版社,2006.

［3］莫维光.病理学实习指导［M］.北京：科学出版社,2005.

［4］王建枝,钱睿哲.病理生理学实验指导［M］.3 版.北京：人民卫生出版社,2017.

［5］徐云生.病理学与病理生理学［M］.杭州：浙江大学出版社,2018.

彩　图

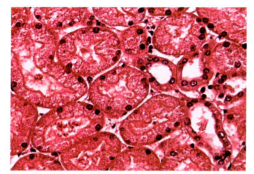

彩图 1　肾小管上皮细胞水肿　400×

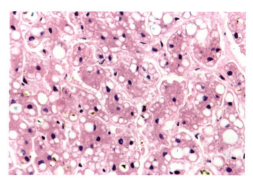

彩图 2　肝脂肪变性　400×

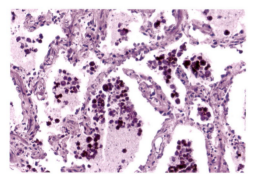

彩图 3　慢性肺淤血　200×

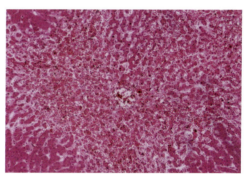

彩图 4　慢性肝淤血　100×

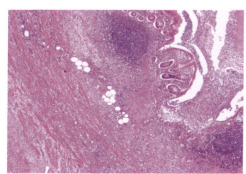

彩图 5　急性蜂窝织炎性阑尾炎　40×

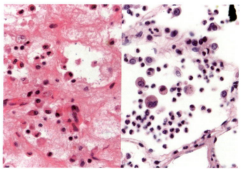

彩图 6　炎细胞　400×

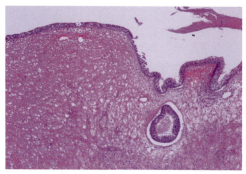

彩图 7　鼻炎性息肉　40×

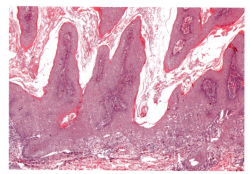

彩图 8　皮肤乳头状瘤　40×

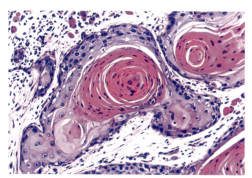

彩图 9　皮肤鳞状细胞癌Ⅰ级　200×

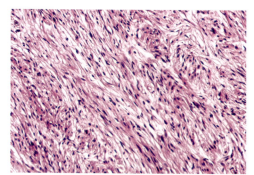

彩图 10　纤维瘤　200×

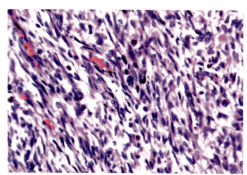

彩图 11　纤维肉瘤　400×

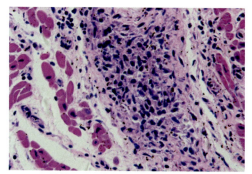

彩图 12　风湿性心肌炎　400×

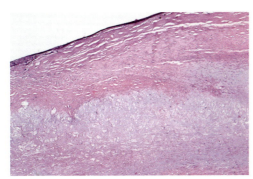

彩图 13　主动脉粥样硬化　40×

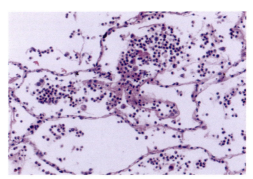

彩图 14　大叶性肺炎(灰色肝样变期)　200×

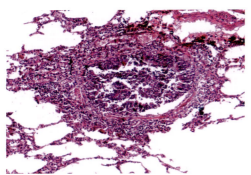

彩图 15　小叶性肺炎　100×

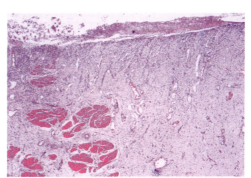

彩图 16　胃溃疡　40×

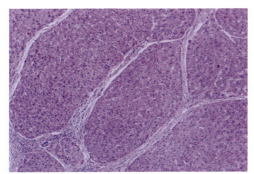

彩图 17　门脉性肝硬化　100×

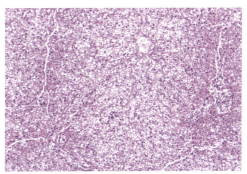

彩图 18　急性普通型肝炎　100×

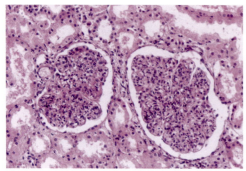

彩图 19　急性弥漫性增生性肾小球肾炎　200×

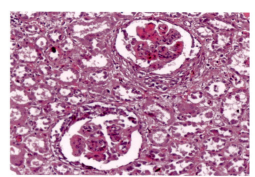

彩图 20　急进性(新月体性)肾小球肾炎　200×

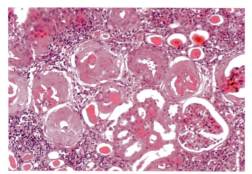

彩图 21　慢性硬化性肾小球肾炎　200×

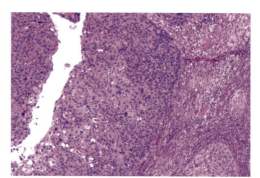

彩图 22　子宫颈鳞癌　100×

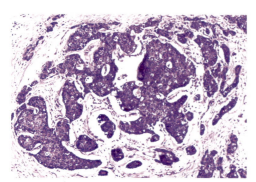

彩图 23　乳腺浸润性导管癌

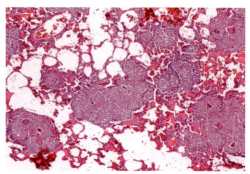

彩图 24　粟粒性肺结核　40×